우리가 몰랐던

야채수프의 놀라운 기적

우리가 몰랐던

야채수프의 놀라운 기적

다테이시 가즈 지음
예술자연농식품 감수
강승현 옮김

중앙생활사

감수의 말

면역력 높여 만병을 치유하는 야채수프

의학의 정통을 자처하는 현대의학에 관해서 아무리 이해하려 해도 이해가 안 되는 점이 있다.

서양의학의 원조인 히포크라테스는 질병 치료에 있어 인체 내부의 자연치유력을 가장 중시하여 '몸 안의 의사가 못 고치는 병은 어떤 명의도 소용이 없고, 먹거리로 못 낫는 병은 어떤 명약도 듣지 않는다' 고 2500년 전에 갈파하였다.

그런데 오늘날 의과대학을 졸업하는 자리에서는 의사의 윤리강령으로서 반드시 히포크라테스 선서를 하면서도 의과대학 수학과정에서는 '자연치유력' 에 관한 강의는 하지 않는 모순된 모습을 보이고 있다.

다시 말해 현대의학은 질병 치료의 주종을 오로지 약물요법, 수술요법 등에 의존하여 마치 환부를 철저히 섬멸, 소탕하는 식의 나쁜 병마를 응징하는 입장에서 세균병리학설에 치중하고 있는 것이다.

물론 각종 병원균에 의한 발병에 대해서 약물요법으로 효과를 보는 경우도 있다. 그러나 요즘 암이나 당뇨병 같은 난치의 생활습관병은 외부 요인보다는 본인의 잘못된 생활습관이 원인이 되고 있음을 간과하고 있다.

동양의학에서 질병을 미연에 예방하는 것을 상의(上醫)라 하고, 발병 후에 치료하는 것을 중의(中醫)라 하며, 오직 약물로서 치료하는 것을 하의(下醫)라고 했다.

서양의학에서도 근세 이전에는 의료의 유파가 약물요법(Allopathy) 외에 자연요법(Naturopathy), 심리요법(Psychotherapy), 정체요법(Osteopathy, 整體療法), 동종요법(Homeopathy, 同種療法) 등이 있었다. 이런 다양한 전문 치료체계가 사이좋게 공존, 협력하면서 환자를 치료하였는데 지금은 오로지 약물요법만이 유일한 치료의 주류가 되어 다른 요법들은 의료 현장에서 모두 추방하고 있는 꼴이다.

약물요법이란 증세만 일시적으로 완화시키는 대증요법(對症療法) 또는 독으로 독을 제압한다는 역증요법(逆症療法)이다. 그런데 현재 이 요법의 실시는 의사나 약사 면허가 있는 전문가만 갖게 되는 특권으로 자리하고, 독점 전매특허와 같은 제도권 비호하에 오로지 약물요법 일변도로 치닫게 되어 무소불위의 의료폭력처럼 되고 있다.

이러한 현실에서 동양 전래의 상의(上醫) 개념에 해당하는 '야채수프 건강법' 을 소개, 권장하고자 한다.

이 책의 원저자이고 야채수프 건강법의 창시자인 다테이시 가즈(立石和) 박사는 일본의 화학자로 다년간 외국에서 수많은 동물실험 및 부검 결과와 연구를 토대로 놀라운 효능의 야채수프를 개발하였다.

이것은 근채류와 표고버섯 등을 배합하여 끓여 만든 수프로서, 토양 속의 각종 미량원소들의 오묘한 상승작용을 끌어내어 체내 면역기능을 극대화시켜 질병을 예방하고 치유하는 획기적인 방법을 성공적으로 이루어낸 것이다.

이 야채수프에 대한 반응은 실로 대단했다. 일본 유명 정치인과 연예인들이 말기암으로 백약이 무효일 때 야채수프로 기사회생하였다는 사실이 널리 알려지면서 야채수프 건강법이 일대 붐을 일으켜 한때 약국과 병원이 한산해질 정도에 이르자 위협을 느낀 기득권의 의료인들이 과학적인 근거가 없는 속설로 혹세무민한다 하여 크게 반발하고 창시자를 핍박하기도 하였다.

그런 와중에도 야채수프 건강법의 인기는 사그라지지 않고 서민들이 가장 손쉽게 애용하는 건강법으로 민초들의 풀뿌리처럼 꾸준히 뻗어나가면서 갖가지 기적 같은 체험사례가 이어져 오고 있다.

현재 우리나라에서도 야채수프 건강법 동호인이 수십만 명을 헤아리게 되어 예술자연농법을 지향하는 예술자연농식품이 국민 건강에 이바지한다는 사명감으로 이 책을 감수하게 되었다.

또한 시중에 나온 야채수프 건강법 책들이 몇 권 있으나, 전문가의 안목으로 제대로 된 책을 만들고 싶은 마음에서 이 책의 감수 책임을 맡게 된 것이다. 이 책이 여러분을 건강한 삶으로 이끌어 그 행복을 누리게 되기를 기원한다.

예술자연농식품

저자의 말

놀라운 효과를 발휘하는 야채수프

만병에 효과가 있는 '야채수프' 에 대해서 들어보았는가.

"앞으로 얼마 살지 못할 것이라는 선고를 받은 말기암 환자가 야채수프만 먹고 암을 극복했다."

"당뇨병이나 C형 간염처럼 현대의학으로는 치료가 불가능한 만성병 환자가 야채수프를 먹고 기적처럼 회복되었다."

이처럼 야채수프로 병을 치유했다는 사람들의 이야기가 도처에서 들려오고 있다. 지금까지 붐을 일으킨 건강법은 수없이 많지만 야채수프는 그러한 건강법과는 전혀 다르다. 인체를 철저하게 연구하여 이제까지 상식으로 통용되던 의학의 근본적인 오류를 극복하고 완성시킨 '새로운 의학' 이다.

야채란 언뜻 보기에는 흔한 소재이지만, 그 안에는 '인간 생명의 근원' 이 되는 성분이 함유되어 있다. 나는 오랜 연구 끝에 그와 같은 진리를 깨닫게 되어 마침내 야채수프를 개발해 내었고, 야채수프를 중심으로 이를 보완해 주는 현미차 건강법을 완성시켰다.

하지만 이러한 건강법의 일면에는 현대의학의 상식과는 정반대되는 부분이 있었기 때문에 먼저 주변 사람들부터 내가 개발한 건강법을 이해시키고 알려나가기로 했다.

나는 정식으로 의사가 되는 교육과는 다른 훈련을 받아왔으며, 그 과정에서 수많은 인체를 해부할 기회가 있었다. 해부실험을 통해 인체와 질병과 건강에 대한 많은 것을 느꼈을 뿐만 아니라 우리가 알고 있는 의학적인 상식이 얼마나 사실과 다른지를 깨달았다. 그래서 야채수프를 개발하게 된 것이다.

먼저 예방의화학적 방법론에 기초해 연구를 진행했다. 이것은 인간의 몸을 구성하고 있는 물질이 무엇인지 밝혀내고, 화학적으로 어떠한 형태로 건강이 유지되고 있는지를 고찰하는 일에서부터 시작한다. 현대의학에서 가장 중요한 생화학 분야의 최신 연구 성과가 내 연구를 뒷받침해주고 있다. 그렇다고는 해도, 의학적 상식에 반하는 이 방법론이 일반적으로 받아들여지기란 어려울 것이라고 판단했다.

의학계에서 나와 같은 존재를 어떻게 취급할지는 불 보듯 뻔한 일이다. 우선 무시하고 비방하며 내가 이루어낸 성과만을 이용할 것이다. 그래서 나는 건강상담회라는 형태로 전국을 순회하며 건강 지도를 해왔다.

의료법상의 문제가 결부되어 있어서 건강 지도를 하면서도 다른 사람의 몸을 만지거나 약을 처방할 수는 없었다. 하지만 나는 야채수프를 개발하면서 많은 환자들을 봐왔기 때문에 그 사람의 안색이나 손바닥 색깔, 사소한 행동만 보더라도 어느 부분에 이상이 있는지 쉽게 알 수 있었다.

나는 건강상담회나 건강에 관한 강연회를 통해 많은 사람들에게 야채수프를 권장하였고, 아울러 잘못 알고 있는 의학적 상식이나 영양학적 오류를 바로잡아 왔다. 그동안 나의 건강 지도법을 따른 수많은 사람들이 건강한 삶을 되찾았다. 건강 문제로 고민하고 있는 많은 사람들에게 인생의 조언자 역할을 하면서 야채수프 건강법을 알려나가자 그 놀라운 효과를 체험한 사람들 사이에서 소문이 퍼져 마침내 널리 알려지게 되었다.

게다가 야채수프에 관한 기사가 모 건강잡지에 게재되고, 야채수프 건강법이 거의 매달 특집기사로 실리게 되자 서로 경쟁 관계에 있는 다른 잡지사에서 동시에 기사화하기에 이르렀으며, TV 프로그램에도 자주 소개되었다. 또한 내게 취재 의뢰가 수없이 들어왔다.

하지만 나는 공공연하게 내 연구의 전모를 밝히는 것을 주저했다. 어차피 이해받지도 못할 테고, 결국 오해만 사게 될 뿐이라고 생각했기 때문이다.

사실 야채수프를 다룬 TV 프로그램에서는 의사가 카운슬러의 입장에서 여러 가지 질문에 대한 답변을 했는데, 극히 상식적인 대답만 했을 뿐, 내 생각과는 동떨어진 내용이었다. 더구나 그 의사는 잘못된 해설까지 했다.

세계 각국의 대학과 의학자들로부터 내게 야채수프와 현미차에 관한 문헌이나 자료를 알려 달라는 요청이 쇄도했지만, 나는 그러한 요청을 단호히 거절하였다.

예전에 어떤 의사에게 야채수프에 관한 자료를 제공한 적이 있는데, 그로부터 몇 달 후 그 의사는 내 자료를 어떤 제약회사에 넘겨주었다. 제약회사에서는 야채수프에 관한 자료를 바탕으로 신약을 개발하였고, 그로 인해 그 의사는 박사학위를 취득했다.

이렇듯 지금까지 내가 제공한 자료는 개업의사로부터 대학병원 의사에 이르기까지 그들 대부분이 손쉽게 박사학위를 취득하는 도구로 이용되었다. 나의 연구가 다른 사람의 개인적인 명예나 이익을 위해 이용되는 것을 더 이상 용납할 수 없었기 때문에 자료제공을 단호히 거절했던 것이다.

이와 같은 이유로 그동안 나는 야채수프 건강법을 주변 사람들에게만 알려왔으며, 그들에게 도움이 된다면 그것으로 충분하다고 생각해 왔다. 그러나 최근에는 생각이 조금 바뀌었다. 야채수프 건강법을 널리 알려 좀더 많은 사람들이 건강한 삶을 되찾았으면 하는 바람 때문이다.

내가 개발한 야채수프는 놀라운 효과를 체험한 사람들 사이에서 입소문이 나면서 엄청난 반향을 불러일으켰다. 야채수프 건강법이 사람들에게 널리 알려지게 된 것은 무척 좋은 일이었지만 부작용도 나타났다. 잘못된 지식이 전파되어 경우에 따라서는 기대하는 효과를 얻지 못하거나 오히려 건강을 해치는 일조차 있었다.

또한 야채수프의 유사품이 시중에 버젓이 판매되었다. 이렇게 되자 개발자인 내게 수많은 사람들로부터 야채수프 건강법에 관한 문의가 쇄도했기 때문에 이전처럼 사람들의 요청에 따라 전국을 순회하며 건강 상담을 하는 것은 무리라고 생각했다.

그래서 주위 사람들과 상의한 결과, 일정한 장소에서 정기적으로 건강 상담을 할 수 있는 체제를 갖추기로 했다. 아울러 이번 기회에 나의 생각을 세상에 널리 알리기로 결정했는데, 때마침 출판사로부터 출판 제의를 받았다. 지금까지는 이런 제의를 거절해왔는데 이번엔 생화학 방법론을 널리 알릴 좋은 기회라고 생각해서 이 책을 출간하게 되었다.

각 대학이나 의료 관계자들이 이 책을 기초로 한층 더 연구하고 노력하여 부작용이 없으며, 좀더 많은 사람들이 안심하고 치료를 받을 수 있는 의료체계를 확립할 수 있었으면 한다.

이 책에는 야채수프에 대한 실제 사례와 내 연구 성과에 따른 의화학 이론이 담겨 있다. 그리고 예방의화학연구소에서 발행한 《생명의 지혜로의 초대》라는 책자의 핵심 내용과 함께 야채수프로 질병을 극복한 사람들의 체험담과 다양한 정보도 들어 있다. 이 책에는 일반적인 의학적 상식과 완전히 대립되는 이야기도 다소 있다. 하지만 무엇이 옳은지에 대해서는 모든 사실들이 입증하고 있다.

이 책을 펼친 순간 여러분은 이미 모든 의학적인 진실과 참다운 건강을 손에 넣는 첫걸음을 내딛기 시작한 셈이다. 남은 일은 오직 실천하는 것뿐이다. 이 책에 소개한 내용대로 꾸준히 실천한다면 틀림없이 건강한 삶을 영위할 수 있을 것이다.

예방의화학연구소 소장

다테이시 가즈(立石和)

차 례

질병을 극복한 생생한 체험담

2부

만병을 고치는 야채수프

암을 이기는 야채수프

프롤로그

야채수프로 말기암을 이겨내다

일본에서는 지금 야채수프가 붐이 일어날 정도로 큰 화제가 되고 있다. 야채수프가 이제까지의 건강법과 결정적으로 다른 점은 현대의학으로는 치유하기 어렵다는 암이나 만성병 치료에 탁월한 효과가 있다는 사실이다.

암이 곧 죽음을 뜻하는 것은 아니며, 암을 극복하고 건강한 삶을 되찾는 사람이 점차 늘어나고 있는 것 또한 사실이다. 하지만 아직까지도 암은 현대인의 사망 원인 중에서 가장 큰 비중을 차지하고 있다. 현대의학에서는 일단 암에 걸리면 그 앞에 죽음이 기다리고 있다는 것이 상식으로 통용되고 있다. 그래서 암 환자들 대부분은 힘겨운 투병생활을 하다가 죽어간다.

그런데 야채수프는 섭취한 지 3시간이 지나면 암세포를 옴짝달싹 못하게 제압할 뿐만 아니라 소멸시켜 버린다. 내가 운영하고 있는 건강상담소에서는 암 선고를 받고 찾아오는 환자에게 대수롭지 않게 "네, 암이시로군요!"라고 말한다. 암이란 굳이 놀랄 만한 질병이 못되며 충분히 치료할 수 있는 병이기 때문이다.

내가 연구실에서 현미경을 보고 있을 때의 일이다. 시험 삼아 암세포에 야채수프를 접촉시키자 그때까지 왕성하게 활동하며 증식하고 있던 암세포가 거짓말처럼 맥을 못 추었다. 나 역시 야채수프의 효과에 놀라움을 금치 못했다. 실제로도 수많은 환자들로부터 야채수프의 놀라운 효과를 체험한 다양한 사례가 보고되고 있다.

나는 전국을 돌며 건강상담회를 개최하면서 매일 수십 명의 환자들을 접해왔다. 다양한 경험과 각고의 노력을 통해 나는 사람들의 얼굴색이나 자세, 걸음걸이, 손바닥을 보고 그 사람의 건강상태를 파악할 수 있게 되었다.

그래서 암에 걸려 더 이상 손쓸 방법이 없다는 선고를 받은 환자가 찾아왔을 때 나는 야채수프와 소변요법, 현미차 등을 이용한 건강법을 실천해 보라고 조언해 주었다. 이러한 건강법을 실천한 대부분의 환자들이 큰 효과를 보았고, 그런 소문이 나면서 야채수프가 더욱 주목받게 되었다.

여기서 잠시 야채수프를 복용한 후에 기적적으로 건강을 회복한 세 사람의 체험사례를 소개하고자 한다.

야채수프 덕분에 병석에서 훌훌 털고 일어난 일본 전 부총리

와타나베 미치오(渡邊美智雄) 씨는 일본 여당인 자민당의 중의원으로, 정치적 신념에 관계없이 모든 사람들이 총리대신 후보자로 인정하고 있는 인물이다. 그런데 1992년 2월 와타나베 씨가 갑자기 병원에 입원했다. 당시는 자민당의 미야자와 기이치(宮澤喜一) 총리 시대로서 부총리인 와타나베 씨는 차기 총리로 유망시되고 있었다. 그와 같은 상황에서 갑작스레 입원을 한 것이다.

정치가로서 자기가 앓고 있는 병을 밝히게 되면 정치적인 입지가 불안해져서 그를 따르는 다른 정치가도 멀어지므로 그야말로 정치생명의 위기라고 할 수 있었다. 그렇기 때문에 정치가들은 보통 자신의 병이 깊을수록 숨기려고 한다. 그런데 그와 같은 상황에서 입원했다는 사실을 공표했을 정도이므로 그의 병이 얼마나 심각했는지 짐작할 수 있다.

와타나베 씨는 도쿄여자의대 병원에 입원했다. 그곳은 내장질환 분야에서는 일본에서 제일가는 병원이다. 와타나베 씨의 측근에 따르면 그는 가벼운 병이라고만 발표했으며, 병원 측에서는 그의 병에 관해 자세한 언급을 피하고 모두들 쉬쉬하였다. 하지만 국민 대부분은 그가 단순한 병을 앓고 있는 것이 아니라는 사실만은 짐작하고 있었다.

와타나베 씨는 얼마 동안 입원한 후에 일단 정치현장에 복귀했으나 그 모습은 병색이 완연했다. 얼굴색도 좋지 않았고 목소리에도 기운이 없었으며 축 가라앉아 있었다. 와타나베 씨는 그 후로도 입원과 퇴원을 반복했다.

누가 보더라도 건강이 좋지 않다는 사실을 한눈에 알 수 있었기 때문에 모두들 걱정하는 눈치였다. 마치 총리의 꿈을 이루지 못하고 암으로 세상을 떠난 아베 신타로(安倍普太郎) 씨의 모습을 보는 듯했다.

그러던 그가 1993년 여름부터 조금씩 변화하기 시작했다. 목소리에 생기가 돌았으며 눈빛도 빛이 났다. 당시 그는 친지의 소개로 야채수프를 알게 되었고, 그 후 날마다 거르지 않고 섭취했다고 한다. 그래서 그는 차츰 건강을 되찾게 된 것이다. 와타나베 씨 본인도 모 유명 주간지의 인터뷰에서 "이제 완전히 나았습니다!"라고 말할 정도로 건강에 자신감을 보였다.

"특히 당근, 우엉이 들어 있는 야채수프를 날마다 섭취한 후로는 내가 생각해도 이상할 정도로 몸 상태가 좋아졌으며 완전히 건강을 회복했습니다."

이렇게 담당 기자에게 말했다고 한다. 나는 와타나베 씨를 직접 만나지는 못했지만, 그가 야채수프로 건강을 되찾게 된 것을 무척 다행스럽게 생각한다. 이후로도 그의 건강한 활약상을 기대해본다.

또 한 가지 반가운 일은 와타나베 씨가 회복되는 모습을 지켜본 많은 정치가들이 야채수프에 관심을 갖기 시작했다는 것이다. 〈주간 아사히〉라는 주간지의 기사에 따르면 관방장관인 다케무라 마사요시(武村正義) 씨도 야채수프를 복용하고 있다고 한다.

다케무라 씨는 인터뷰에서 이렇게 말했다고 한다.

"야채수프가 맛은 무척 없지만 하다(羽田) 씨가 복용해 보고 호소카와(細川) 총리에게도 권했다고 하더군요."

어쨌든 호소카와 총리를 비롯하여 일본 연립내각의 중요 각료들은 모두 야채수프를 복용하고 있다고 하니, 정말이지 일본 정치를 야채수프가 지탱하고 있다고 해도 과언은 아닌 것 같다.

야채수프로 3개월 만에 말기암을 극복하다

인기 만화가 아카쓰카 후지오(赤塚不二夫) 씨의 전 부인인 에모리 도모코

(江守登茂子) 씨는 야채수프 덕분에 죽음의 문턱에서 살아날 수 있었다고 하면서 자신의 체험담을 다음과 같이 들려주었다.

나는 예전에 맹장수술을 한번 받았을 뿐 그 후로는 감기 한번 앓은 적이 없을 정도로 건강했다. 그런데 3년 전부터 갑자기 건강이 악화되기 시작했다. 현기증이 나고, 미열이 있고, 허리에 통증이 느껴지는 등 갱년기장애가 나타났다.

그 증상들이 점점 심해지더니 보행장애가 생겨 일어설 수도 없고 말을 하기도 무척 힘들었다. '자율신경실조증이 아닐까' 하는 생각에 대학병원에서 검사를 받아봤지만 이상하게도 전혀 이상이 발견되지 않았다. 통증은 나날이 심해졌지만, 검사 결과는 여전히 이상이 없는 것으로 나타났다.

그래서 직접 책을 찾아보며 내 증상에 대해 연구하기 시작했다. 그 결과 그 방면의 어떤 의사 못지않은 지식을 갖추게 되었다. 건강법도 닥치는 대로 시도해 보았다. 알로에, 스쿠알렌, 건강차 등 좋다는 건 전부 구해서 먹어 보았지만 별다른 효과를 보지 못했다. 나중에는 20만 엔이나 주고 부적까지 써 봤다.

그러던 중 1993년 5월의 어느 날 밤 나는 결국 쓰러지게 되었고, 구급차에 실려 병원 응급실로 옮겨졌다. 당시 아무리 해도 소변이 나오지 않았고, 심장에도 심한 통증이 느껴졌다. 결국 병원에서 인공관을 사용하여 배뇨를 했는데, 그때도 검사 결과는 여전히 '정상'으로 나왔다. 그래서 입원도 못하고 집으로 돌아오게 되었다.

'이렇게 통증이 심한데도 정상이라니 말도 안 돼!' 하는 생각에 병원에 대한 불신감만 더해갈 뿐이었다. 몸 상태는 더더욱 나빠졌고, 거기에 심한 두통까지 겹치게 되어 정말이지 죽을 지경이었다. 내 머리가 이상해진 것 같았다.

병원 측에서 정신과 치료를 받아보라고 해서 진찰을 받은 결과 '과환기 증후군(과호흡에 의한 산소과잉으로 현기증, 수족과 안면 마비, 전신경련이나 의식장애를 일으키는 증상)' 으로 판명되었고, 병원에서 처방해준 약을 먹고 두통은 사라졌지만 신체의 이상 현상은 여전했다.

그러다가 6월경에 지인으로부터 야채수프가 좋다는 말을 듣고 시도해봤지만 만드는 방법이 잘못된 탓인지 아주 나쁜 결과가 나타나고 말았다. 야채수프를 복용하자 즉시 대하가 나오고 국부가 심하게 짓무른 것이다. 산부인과를 찾아갔더니, 검사 결과 '자궁경부암' 이라고 했다. 나는 엄청난 충격을 받았고 정밀검사를 위해 다른 큰 병원에서 다시 검사를 받은 결과 '4기 자궁경부암' 이라는 진단을 받았다. 그때가 8월 19일이었다.

병원에서는 당장 수술을 해야 한다고 했지만 어차피 얼마 남지 않는 목숨이라면 마음 편히 지내는 편이 나을 것 같아 수술 받기를 주저했다. 이미 죽을 각오를 한 셈이다. 어차피 4기 암이었으니까. 그리고 남편도 함께할 날이 얼마 남지 않았다면 단 몇 시간이라도 함께 있겠다며 다니던 직장도 그만두었고, 영국 유학을 준비 중이던 딸아이도 계획을 취소했다.

마침 그때 전 남편의 부인이 다테이시 선생이 고안해낸 야채수프를 복용해 보라고 권했다. 그리고 비슷한 시기에 우연히 만난 옛 친구를 통해 암으로 20일밖에 살 수 없다는 선고를 받은 환자가 야채수프를 복용한 지 40일 만에 완전히 건강을 회복했으며, 요즘은 소프트볼 시합에도 나간다는 말을 듣게 되었다.

나는 수술을 받기 전에 다테이시 선생을 한번 만나보고 싶었다. 그러던 차에 마침 그가 강연을 위해 도쿄를 방문한다고 해서 무리하게 진찰을 부탁했다. 8월 24일의 일이었다.

다테이시 선생은 나를 보자마자 9가지 증상을 가려냈다. 뇌동맥경화, 백내장, 폐암, 십이지장궤양, 위궤양, 만성 췌장염, 간 기능 저하, 신장 기능 저하, 자궁암 등이 내 몸 안에서 이미 진행되고 있다고 했다. 그러면서 다테이시 선생은 이렇게 말했다.

"다른 건 몰라도 암은 걱정하실 필요 없습니다. 고칠 수 있으니까요."

그날부터 나는 그의 지도대로 야채수프와 소변요법을 병행하기 시작했다. 아침마다 150cc의 야채수프에 소변 30cc를 섞어서 마시고, 이것과는 별도로 야채수프 600cc를 복용했다. 이때 육류와 첨가물은 일절 입에 대지 않았다. 식사도 철저하게 자연식으로 바꿨으며, 금속류도 몸에 해롭다고 해서 모두 떼어냈다. 시계는 테이프를 감아서 금속부분이 피부에 닿지 않도록 했다.

그러자 그렇게도 심하던 대하가 금세 사라졌고 식욕도 되돌아왔다. 거무스름하던 피부도 깨끗해지고 불면증도 사라졌다. 이와 같은 현상이 믿기지 않을 정도로 단기간에 진행되었다. 그리고 그때까지 죽을 것 같이 격심한 고통도 서서히 사라졌고, 10kg 이상이나 줄었던 체중도 예전으로 되돌아왔다. 정말로 기적 같은 일이었다.

9월 17일 다테이시 선생을 다시 만나게 되었다. 그때까지도 내 몸속의 암세포는 완전히 소멸되지 않았지만 그는 내가 전보다는 많이 호전되었다고 했다. 그리고 11월 22일에 다시 찾아가서 진찰을 받았는데 암이 완전히 사라졌다고 했다. 수술도 하지 않고 야채수프만 복용했는데 암이 소멸되다니 정말 기적 같았다. 나는 너무 기뻐서 그 자리에서 펑펑 울고 말았다.

그 무렵 손발에 약간의 통증이 있어 물어보니 다테이시 선생은 그건 몸이 늘어나고 있다는 조짐이라면서 얼마 지나면 그와 같은 통증도 완전히 사라질 거라고 했다. 그 후 이상하게도 키가 1.5cm 정도 커졌고, 손발의 통증도 사라졌다. 지금은 완전히 건강을 회복한 상태다.

3개월 만에 소변요법은 중단했지만, 야채수프는 지금도 아침저녁으로 200cc씩 꾸준히 복용하고 있다. 식생활은 자연식으로 바꾸었고 육류 섭취는 철저하게 금하고 있다. 물론 고기가 맛있다는 건 알고 있지만, 지금은 별로 먹고 싶다는 생각이 들지 않는다. 평소에 라면이라면 자다가도 벌떡 일어나는 터라 '병이 낫기만 하면 당장 라면을 먹어야지!' 하고 벼르고 있었는데 희안하게도 지금은 오히려 라면이 역겹게 느껴진다.

다테이시 선생은 내 생명의 은인인 셈이다. 그는 세상에서 인체를 가장 잘 알고 있는 분이 아닐까 생각된다. 아무튼 그를 만난 덕분으로 나는 죽음의 공포에서 벗어나 또 다른 인생을 살게 되었다. 정말이지 그간의 고통은 말로 표현할 수 없을 정도다. 내가 고통스러워하는 모습을 옆에서 지켜본 가족들은 모두 지금도 야채수프를 복용하고 있다.

늘 다리가 부어 걷기 불편해하시던 시아버지도 이젠 건강을 되찾았고, 28세인 딸아이는 15년 동안이나 생리통으로 고생해 오다가 최근에는 유선염까지 겹쳐 힘들어했었는데 야채수프를 복용하자 그와 같은 증상이 완전히 사라졌다.

남편은 건강법 같은 것에는 관심도 전혀 없고 또 믿으려 하지도 않았었다. 그러던 남편이 다테이시 선생에게 진찰을 받은 결과 신장결석이 발견되었고, 야채수프를 복용한 결과 완치되었을 뿐 아니라 구내염(구강 점막에 생기는 염증)도 사라졌다.

이와 같은 이유로 우리 식구들은 야채수프 팬이 되어버렸다. 집에서 기르는 고양이에게도 야채수프를 먹일 정도다. 지인 중에 아토피로 고생하는 사람, 자궁근종이 생긴 사람에게도 야채수프를 추천해 주었다. 이렇게 알리다 보니 내 주변에 있는 많은 사람들이 야채수프의 놀라운 효과를 체험하였다.

나도 야채수프 덕분에 목숨을 구한 셈이니 그 은혜도 갚을 겸 많은 사람들에게 추천하고 있다. 우연히 탄 택시기사에게도 소개할 만큼 열심히 추천하고 있다. 야채수프의 효과에 그저 놀랄 뿐이다. 그리고 다테이시 선생을 알게 된 것이 무척 기쁘고 감사할 따름이다.

백혈병이 1개월 만에 완치되다

다테이시 선생은 환자들의 사생활을 소중히 여기기 때문에 그들에 대한 이야기를 좀체 하지 않는다. 다음의 이야기는 단지 야채수프의 놀라운 효과를 널리 알리기 위해 야채수프와 다테이시 선생을 잘 알고 있는 분의 이야기에 기초하여 야채수프연구회에서 구성한 것이다.

1991년 11월 말경 한 기업인이 찾아와 다테이시 선생에게 이렇게 이야기를 했다.

"유명한 프로야구 감독이 팀의 성적이 저조하다는 이유로 임기 도중에 교체되었지요. 그런데 알고 보니 그의 부인이 백혈병에 걸려 돌봐줘야 한다는 것이 진짜 이유였어요. 듣자하니 선생은 기적적인 건강법을 지도하고 있다고 하던데, 그 부인을 좀 봐줄 수는 없을까요?"

그와 같은 이야기를 듣고, 다테이시 선생은 즉시 그 기업인과 함께 야구 감독 부인을 찾아갔다. 그 부인은 백혈병을 앓고 있었고, 병원에서는 앞으로 6개월밖에 살 수 없다고 선고했다고 한다. 항암제나 코발트 치료 때문인지 몰라도 부인의 머리카락은 모조리 빠지고 몸은 야월 대로 야위어 피골이 상접해 있었다. 체중은 35kg에 불과했다고 한다.

하지만 다테이시 선생은 그 부인에게 "야채수프를 먹으면 틀림없이 낫게 될 거예요!"라는 말과 함께, 백혈병 치료를 위한 야채수프 건강법을 알려주었다.

그 부인은 선생의 지시대로 즉시 야채수프를 섭취하기 시작했다. 그리고 1개월 후에 정기검사를 받았는데, 놀랍게도 혈액의 상태가 정상치로 되돌아와 있었다. 병원에서 앞으로 6개월밖에 살 수 없다고 했던 백혈병이 불과 1개월 만에 완치된 것이다.

이것은 기적이라고 밖에는 말할 수 없다. 부인의 죽음을 기정사실로 여기던 의사는 그저 어리둥절해 할 뿐이었지만, 어쨌든 병이 완치되어 부인을 퇴원시켰다. 부인은 건강한 모습으로 집으로 돌아와 기쁜 마음으로 새해를 맞이할 수 있었고, 지금도 건강하게 생활하고 있다. 프로야구 감독인 남편도 다시 복직되어 훌륭한 성적을 올리고 있다.

정말이지 야채수프의 위력을 실감한 대표적인 사례라고 할 수 있다. 하지만 다테이시 선생의 입장에서 보면 그가 날마다 접하는 수많은 암 치료 환자들 가운데 한 명에 지나지 않는다.

1부
기적을 일으키는 야채수프

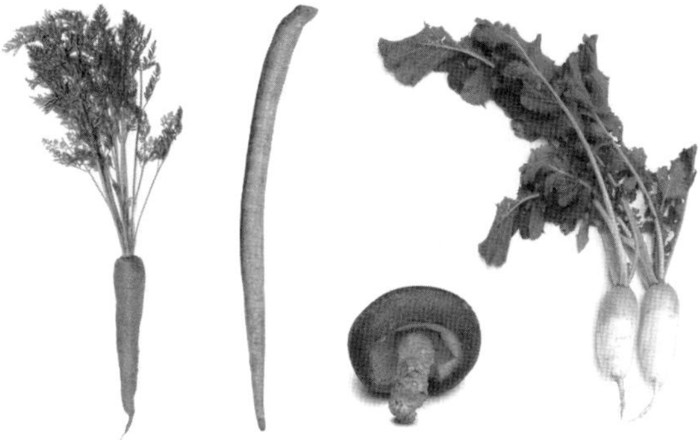

우리가 몰랐던 야채수프의 비밀

현대인의 생활환경은 위험으로 가득하다

프롤로그에 소개한 세 가지 체험사례를 통해서 야채수프의 기적을 확인하였을 것이다. 어떤 이유로 그와 같은 기적이 일어날 수 있었을까? 지금부터 이러한 궁금증을 풀어주기 위해 '야채수프의 비밀'을 밝히고자 한다.

하지만 그에 앞서 꼭 알아두어야 할 사항은 현재 의료를 포함한 우리의 생활환경은 위험으로 가득 차 있으며, 질병을 자초하는 생활환경에 처해 있다는 사실이다.

가령 치질을 일례로 들어보겠다. 치질이 생겼다면 여러분은 어떻게 하는가. 아마도 대다수의 사람들은 병원에서 수술을 받을 것이다. 하지만 나는 치질 따위는 병으로 보지도 않는다.

우선 날마다 목욕을 한 후에 값싼 것이라도 좋으니 항문에 핸드크림을 잘 발라주면 치질은 거의 생기지 않는다. 항문은 항상 습기에 차 있는 것 같지만 실은 매우 건조하고 피부가 갈라지기 쉽다. 그런데 피부를 보호하고 있는 지방을 깨끗이 씻어내고 건조시켜 버리니까 그 자리가 바로 갈라져서 대장균이 침입하게 된다. 그러면 치질이 생긴다.

특히 동양인은 장이 길기 때문에 치질이 생기기 쉬우므로, 이 점에 유의하여 매일 목욕한 다음에는 반드시 손질을 해두어야 한다. 생각해 보면 누구나 할 수 있는 아주 간단한 일이다.

액세서리를 착용하는 것도 건강에는 무척 해롭다. 박쥐에게 무게가 0.3캐럿 되는 작은 목걸이나 귀걸이를 달아주면 힘없이 쓰러져서 일어서지 못한다. 마찬가지로 뱀에게 목걸이를 걸으면 제대로 기어가지 못하고 몸이 막대기처럼 뻣뻣하게 굳어버린다.

액세서리는 그만큼 무서운 것이다. 어째서 이러한 현상이 일어날까? 그것은 머리에서 신경을 통해 전달되는 저주파 전기가 동물의 몸을 조절하기 때문이다. 이 저주파 전기가 각 신경을 통해 피부에까지 명령을 전달하게 되는데 목걸이나 귀걸이 등을 하고 있으면 그것이 합선되어 명령이 제대로 전달되지 못한다. 때문에 목 아래쪽으로는 전파가 제대로 전달되지 못하는 것이다.

여성의 경우 액세서리를 착용하게 되면 자궁근종이나 유방암, 종양 등이 생길 확률이 높다. 하지만 생활습관이나 식습관을 바꾸기만 해도 이러한 병을 크게 줄일 수 있다.

액세서리의 또 다른 문제점은 뇌세포를 급격하게 감소시킨다는 것이다. 인간은 25세를 지나면 하루에 뇌세포가 10만 개씩 줄어든다고 한다. 액세서리를 하고 있으면 전파가 그대로 방전되기 때문에 뇌에서는 하루 종일

명령을 전달해야 한다.

그렇게 되면 뇌세포는 기존의 3배의 속도로 급격하게 줄어든다. 25세가 지나면 벌써 30만 개의 뇌세포가 감소하는 셈이다. 그 결과 치매증이나 시력장애와 청각장애와 같은 증상이 일어나기 쉽다.

목걸이나 귀걸이를 착용하고 있는 사람은 대부분 시력과 청각장애가 생긴다고 해도 과언이 아니다. 좌우의 시력이 달라지기 시작하여 난시가 생기고, 저음의 소리를 잘 듣지 못하게 된다. 요즘 젊은 사람들 중에는 청각장애가 있는 사람이 많다.

이처럼 액세서리를 착용하는 것은 매우 위험한 습관이라 할 수 있다.

질병은 생활습관에서 생긴다

여성들이 신는 하이힐도 문제이다. 구두굽이 1cm씩 높아질 때마다 혈압도 10mmHg씩 올라가기 때문이다. 가령 굽이 5cm 정도 되는 신발을 신으면 혈압은 50mmHg 상승하는 셈이므로, 신발을 벗는 순간 갑자기 혈압이 떨어져 저혈압 상태와 같이 눈앞이 캄캄해지는 일도 생긴다.

이렇듯 굽이 높은 신발을 신는 것은 매우 위험한 일이다. 따라서 건강을 생각한다면 가급적 굽이 낮은 신발을 신는 것이 좋다.

이 사실을 잘 알고 있는 미국 여성들은 좀처럼 하이힐을 신지 않는다. 일상생활에서는 역시 굽이 낮은 신발이 편리하고 활동적이기 때문이다. 미국 여성들에게 있어 하이힐이란 특별한 경우를 위해 핸드백에 넣어가지고 다니는 소품 정도라고 할 수 있다.

현대인의 생활환경은 위험이 가득하다. 특히 여성들은 여러모로 주의해야 한다. 젊은 어머니들에게 당부하고 싶은 말은 어린 딸아이에게 액세서리 같은 것을 절대로 몸에 지니지 못하도록 해야 한다는 것이다. 목걸이나 귀걸이를 하고 있던 두 살 난 여자아이가 자궁을 제거해야만 했던 사례가 액세서리의 위험성을 증명한다.

한편 남성 중에도 목걸이나 귀걸이를 하고 있는 사람이 있는데, 이러한 행동은 정력을 크게 손상시킨다. 이것은 동물실험을 통해서도 확인된 사실이다. 액세서리를 부착한 동물은 수컷 구실을 전혀 하지 못하게 되었고 그러자 다른 동물들과 어울리지 못하고 구석에서 웅크리고 앉아있기만 했다. 그러므로 절대로 그런 것을 몸에 지니지 않도록 해야 한다.

액세서리뿐 아니라 금속류가 피부에 닿지 않도록 해야 한다. 시곗줄도 마찬가지이므로 각별히 유의해야 한다.

여성들이 입는 거들도 주의를 할 필요가 있다. 인간의 허리 신경에는 일종의 중계탑이 있는데 거들을 입으면 이 중계탑이 꽉 조여진다. 이 탑에는 대퇴부나 무릎의 관절 안쪽에 있는 근육으로 인간이 일어서거나 앉거나 걸을 때 몸을 지탱해주는 전달회로가 들어 있는데, 이것을 자꾸 조이게 되면 결국 중계탑이 무너지고 만다.

그렇게 되면 근육은 움직이지 않게 되고 뼈에 무리가 간다. 정형외과에 가보면 잘 알 수 있겠지만 무릎관절염 환자의 대부분은 여성이다. 남성은 부상으로 관절염이 생기는 경우가 많지만, 여성은 거들 착용 때문에 무릎의 근육신경이 망가져 관절염이 생긴다는 사실을 알 수 있다.

앞에서도 말했듯이 신경은 저주파 전기의 전달에 의존하고 있으므로 액세서리나 거들을 착용하면 말초신경이 마비된다. 그리고 근육이 점차 굳어지고, 관절 또한 딱딱하게 굳어버린다. 그렇게 되면 신경신호가 제대로 전달되지 못하며, 이렇게 해서 근육의 작용은 완전히 멈추고 허리나 발, 다리, 손 등이 굽어버린다.

다리를 절뚝거리며 정형외과를 드나드는 여성의 발가락을 보면 예외 없이 모두 굽어 있다. 그래도 양말을 신고 있을 때는 저주파의 전기가 어느 정도 유지되지만, 양말을 벗는 순간 그 자리에 주저앉게 된다. 이는 발가락에 신경이 전혀 없기 때문이다.

이처럼 무서운 일이 우리 주변에서 일어나고 있다. 그러므로 이런 점에 유의하여 특히 어린아이에게는 절대로 액세서리를 착용하지 못하게 해야 한다.

위험수위에 처해있는 현대인의 식생활

음식물에도 위험요소가 가득한데, 요구르트를 일례로 들어보겠다.

생쥐에게 요구르트를 계속 먹이면 이상한 행동을 보이게 된다. 이는 동물실험을 통해 확인한 사실이다. 왜 그럴까? 그 원인을 조사한 결과 생쥐들이 모두 백내장에 걸려 앞을 볼 수 없다는 사실을 알게 되었다. 최근에 어린이들에게 백내장 증상이 많이 나타나고 있는데, 이는 아무래도 요구르트 때문인 듯하다.

그런데 놀랍게도 당국으로부터 이 생쥐실험에 관한 사실을 공표하지 말아 달라는 부탁을 받았다. 물론 의학잡지 등에는 이미 이와 같은 동물실험에 관한 보고가 실려 있다. 아쉽게도 현재로선 공표가 금지된 이유가 확실하게 밝혀지지 않았지만 당국의 식생활 의식수준을 엿볼 수 있는 일면이 아닐까 한다.

가장 일반적인 것은 소나 돼지고기 등이다. 최근 농산물 수입 자유화가 이루어짐에 따라서 육류 섭취량이 크게 증가하고 있는데 그 때문인지 최근에는 입이 마비되어 움직일 수 없다며 내게 상담을 받으러 오는 환자들이 부쩍 늘어났다. 그들 대부분은 입이 마비되어 다물어지지 않으며, 손발이 마비되어 움직일 수 없다고 호소했다.

이런 증상은 뇌가 손상되어 나타나는 것인데 이는 바로 육류 속에 들어 있는 세균 때문이다. 최근에 이런 환자가 급증하여 병실마다 젊은 사람이 입을 벌린 채 꼼짝 않고 누워 있는 모습을 흔히 볼 수 있다. 심지어 반년이나 입을 벌린 채 지내야 하는 환자도 있다.

이와 같은 증상을 방지하려면 우선 과다한 육류 섭취를 자제하고, 전통적인 식생활을 재검토해야 한다. 그리고 어개류나 야채류, 쌀에 함유되어 있는 칼슘을 섭취하도록 해야 한다.

우유도 칼슘 함량이 높은 식품이라고 하지만, 우유 속에 들어 있는 칼슘은 인체에 좋지 않은 영향을 끼친다. 반면에 우리가 예로부터 섭취해 온 된장국에는 우유의 약 3배에 해당하는 양의 칼슘이 들어 있다. 건강해지고 싶으면 된장국을 많이 섭취하라고 입이 닳도록 말해도 사람들은 좀처럼 귀담아듣지 않지만, 사실 된장국이야말로 양질의 칼슘을 섭취할 수 있는 식품이라고 할 수 있다.

흔히 '작은 생선을 먹으면 칼슘을 섭취할 수 있다' 고 하지만 실제로 작은 생선에 들어 있는 칼슘양은 참치 회에 함유된 칼슘 양과 같다. 게다가 사람들 대다수가 '뼈를 먹으면 칼슘을 섭취할 수 있다' 고 생각하지만 이것은 잘못된 생각이다. 체세포나 살에도 칼슘이 들어 있다. 그러므로 뼈만 섭취해야 하는 것은 아니며, 살을 먹어도 칼슘을 섭취할 수 있다.

쌀밥에 된장국, 여기에 야채나 해조류 등을 균형 있게 섭취하면 결코 병에 걸리지 않는다. 거기다 걷기운동을 겸한다면 체내에 칼슘이 생성되는 효과까지 볼 수 있다.

NASA, 즉 미국 우주항공국에서는 우주비행사가 지구로 돌아왔을 때 가장 먼저 언덕에 모아놓고 조깅을 시킨다. 칼슘제 따위는 절대로 주지 않는다. 무중력 상태에 있던 우주비행사가 칼슘제를 복용하게 되면 사망할 수도 있기 때문이다.

칼슘은 필요 이상으로 섭취하면, 전부 몸 밖으로 배출된다. 그 정도로 위험한 것이다.

그래서 나는 칼슘을 보충하고 싶을 때 달리기를 하라고 권하고 있다. 달리기가 싫으면 걸어도 좋다. 움직이지 않고는 절대 몸을 쓸 수 없다는 점을 명심해야 한다.

예전에 내가 독일에 머물러 있을 때 취재차 찾아온 신문기자에게 "앞으로 10년 뒤에 일본은 완전히 망하고 말 겁니다"라고 말했던 적이 있다. 칼슘 부족으로 일본인들이 다리를 못 쓰게 되어가고 있다는 사실을 경고하기 위해 한 말이었다.

일본 사람들은 현관문만 나서면 가까운 곳이라도 택시를 이용하려 한다. 하지만 독일에서는 3km 이내의 가까운 지역은 택시에 태워달라고 해도 태워주지 않는다. 신체장애자나 환자가 아닌 이상 대체적으로 가까운 거리는 걷도록 하고 있다.

하지만 일본에서는 대중교통수단이 평소보다 1분만 늦어져도 큰 소동이 벌어진다. 일본인들은 편리함을 추구하려다가 오히려 시간에 쫓기는 생활을 하게 된 셈이다. 이처럼 바쁘게 생활하다 보면 건강에도 무리가 오기 마련이므로 좀더 여유를 가져야 한다.

그러기 위해서도 밥을 먹어야 한다. 요즘 들어 빵으로 식사를 대신하는 사람들을 많이 본다. 이런 식습관은 건강을 생각한다면 결코 바람직하지 않다. 빵을 지나치게 많이 섭취하게 되면 뇌 속에 산(酸)이 결핍될 수 있기 때문이다.

일상생활에서 가장 중요한 것은 잘 걷고, 균형 잡힌 식사를 하는 것이다. 그리고 이것이 장수하는 비결이기도 하다.

질병은 예방이 최선이다

야채수프에 관한 이야기를 하기 전에 한 가지만 더 소개해 보겠다.

요즘 남성들 중에는 머리숱이 무척 적은 사람이 많은데, 그 원인이 샴푸에 있다는 사실을 알고 있는가? 게다가 샴푸를 머리에 직접 바르기 때문에 머리카락이 많이 빠진다는 사실을 알면 깜짝 놀랄지도 모른다.

반면 여성은 샴푸를 손에 덜어 머리카락 아래쪽에서부터 바른다. 여성은 머리카락이 길기 때문에 이와 같은 방식으로 샴푸 칠을 하는데, 이런 사소한 행동 덕분에 여성에게는 대머리가 거의 나타나지 않는 것이다.

샴푸를 머리에 직접 바르면 샴푸가 닿는 순간 피부를 태워버리기 때문에 피부가 심한 자극을 받게 되어 머리카락이 점점 빠질 뿐만 아니라 시력을 잃을 수도 있다. 또한 샴푸가 눈에 들어가면 산화하여 결막염을 일으키고, 심한 경우에는 실명하기도 한다.

이와 같은 이야기를 하는 이유는 현대인의 생활환경은 위험요소로 가득하다는 것과 그에 대처하는 쉽고 간단한 방법이 있다는 사실을 알려주기 위해서다. 샴푸도 그 전형적인 사례에 속한다.

내가 주도하고 있는 예방의화학에서는 말 그대로 치료법보다 질병을 예방하는 쪽에 보다 큰 의미를 두고 있다. '야채수프' 도 그 일환이라고 할 수 있다. 또한 누차 이야기했듯이 현대의학을 비롯한 현대문명을 맹신하지 말고, 올바른 상식이 통용될 수 있도록 함께 노력하자는 뜻이기도 하다.

나는 모든 사실을 과학적으로 분석하고 연구하여, 실험을 통해 하나하나

확인해나갔다. 그래서 샴푸에 관심을 갖게 되었고 야채수프를 개발하게 된 것이다. 그러므로 머리카락이 빠져 고민하고 있다면 비누를 손으로 잘 비벼서 충분히 거품을 낸 후에 머리를 감기 바란다. 그러고 나서 야채수프를 복용해 보라. 머리카락이 새로 나는 것을 눈으로 확인할 수 있을 것이다.

다른 나라에서는 인체에 나쁜 영향을 주거나 호수나 강과 같은 환경이 오염되지 않도록 샴푸와 같은 합성세제 사용을 엄격하게 규제하고 있다. 하지만 일본은 이러한 일에 대한 행정규제가 미흡한 실정이므로 각자가 주의를 기울여야 한다.

야채수프는 체세포의 활동을 촉진시킨다

이제 야채수프에 관한 이야기를 해보겠다. 야채수프는 질병에 걸리지 않도록 스스로 예방하는 역할을 한다.

체세포는 인체를 구성하는 요소 중 가장 중요한 역할을 하는 것으로, 연령이 증가할수록 재생능력이 떨어진다. 다시 말하면 노화현상이 시작되는 것이다. 따라서 노화를 방지하려면 체세포의 활동을 촉진시키고, 재생능력을 활성화시켜야 한다.

그러려면 우선 뇌에 작용을 가해야 한다. 왜냐하면 체세포 수준에 이르기까지 전신을 조정하는 기관은 바로 뇌이기 때문이다. 그리고 뇌를 구성하는 요소 중 인이나 칼슘 등이 높은 비율을 차지하므로 인이나 칼슘 등이 풍부한 재료를 사용해서 야채수프를 만든다. 이것을 꾸준히 복용하면 인간의 체세포 중에서 콜라겐의 활동이 3배로 왕성해진다. 이렇게 해서 체세포가 성장하기 시작하면 노화속도를 늦출 수 있다.

나는 올해 65세로, 일반적으로 보면 두뇌활동이 쇠퇴하는 나이이지만, 야채수프 덕분에 지금도 왕성한 활동을 펼치고 있다. 나는 수십 년 동안 고기를 전혀 입에 대지 않았으며, 밥에 야채와 해조류, 어개류만을 섭취해 왔지만 그것만으로도 충분히 체력을 유지할 수 있었다. 밤낮없이 일하고, 강연회장을 이리저리 이동할 때도 직접 운전을 할 정도로 체력에 자신이 있다.

나와 같은 고령자가 이처럼 체력을 자신할 정도이므로, 여러분들도 야채수프를 꾸준히 복용하고 평소 식생활에 주의한다면 질병에 걸릴 우려는 없을 것이다. 최근 몇 년 동안 나는 감기 한번 앓은 적이 없다.

갈수록 질병이 급증하고 있다

현대의 생활환경에서는 조금만 주의를 소홀히 해도 질병에 걸리기 쉽다.

실제로 최근에 전립선비대증이 급증하고 있는데, 이런 병을 앓고 있다면 하루에 0.6ℓ 정도의 야채수프를 8개월 이상 꾸준히 섭취해 보라. 야채수프를 섭취한 그날부터 변화를 느낄 수 있을 것이다.

당뇨병 환자도 급증하고 있는데, 이 경우에는 야채수프와 함께 현미차를 복용한다. 점심에는 현미차를 약 0.6ℓ 마시고, 야채수프는 0.4ℓ 정도를 아침과 저녁으로 나누어 섭취한다. 이것만으로도 당뇨병을 완전히 극복할 수 있다.

그 밖에 췌장염이나 만성 췌염 환자가 눈에 띄게 증가하고 있다. 이러한 질병은 췌장암으로 진행될 확률이 높기 때문에, 조기에 치료해야 한다. 그러기 위해서는 어쨌든 걸어야 한다. 속는 셈치고 야채수프를 하루에 0.6ℓ 이상 섭취하고, 많이 걷도록 한다. 그렇게 하면 췌장암이라고 해도 3개월 정도면 쉽게 완치될 수 있다. 대체로 한 달 정도면 췌장이 깨끗해지고 두 달 정도면 완전히 건강을 회복할 수 있다.

현대인이 '주의해야 할 질병'으로는 고혈압, 저혈압, 당뇨병을 들 수 있는데, 이것은 이른바 3대 게으름병이라고 할 수 있다. 과식한 상태에서 그대로 잠자리에 들고, 몸을 잘 움직이지 않기 때문에 생기는 병이므로 어찌 보면 당연한 결과라고 할 수 있다. 그러므로 걷거나 몸을 움직이는 것은 무척 중요하다.

최근의 인구동태 조사에 따르면 여성이 남성에 비해 10년 정도 오래 사는 것으로 나타났다. 어째서 여성의 수명이 길어졌는지 곰곰이 생각해 본 적이 있는가?

여기서 그 이유에 대해서도 명확하게 밝혀보겠다. 여성은 식사를 마친 후에 뒷정리를 하기 때문에 자연스럽게 몸을 움직이게 된다. 반면 남성은 식사 후에는 몸을 전혀 움직이지 않는다. 이렇게 되면 섭취한 칼로리를 소화시킬 수 없다. 그래서 콜레스테롤이나 중성지방이 축적되고, 뇌의 혈액 순환도 나빠지게 된다. 결과적으로 수명을 단축시키게 되는 것이다. 그러므로 밥을 먹은 후에는 뒷정리를 하는 습관을 들여 몸을 움직이도록 노력해야 한다.

또한 최근에는 안과질환을 앓고 있는 사람이 많다. 그 중 녹내장이나 백내장인 사람은 야채수프 0.6ℓ 이상을 10개월 넘게 꾸준히 복용하면 좋은 효과를 볼 수 있다. 야채수프를 1년 정도 꾸준히 복용하면 20년 전의 시력을 회복할 수 있을 것이다. 흔히 백내장이나 녹내장에 걸리면 수술 이외에는 방법이 없으며, 인생이 다 끝났다고 비관하지만 결코 그렇지 않다.

수명을 단축시키는 잘못된 식습관

이처럼 놀라운 효과를 발휘하는 야채수프이지만, 원래 치료가 아니라 예방을 목적으로 하는 것이므로 질병을 유발하는 행동을 하면 그 효과도 반감된다. 현대인의 생활환경은 도처에 많은 위험이 도사리고 있으므로 항상 주의해야 한다.

자신의 수명을 단축시키고 싶다면 동물의 간을 먹은 다음에 자석요를 깔고 자면 된다. 특히 관상동맥협착증이 있는 사람은 동물의 간을 먹으면 사망할 확률이 높다. 비록 사망하지는 않아도 계속해서 이것을 섭취하면 1주일도 못되어 몸이 망가져 버린다.

포유동물의 혈액은 인간의 몸에 들어가면 알레르기를 일으키거나 혈관 속을 소용돌이치며 흐르는데 그 때문에 심장, 특히 동맥이 위축되어 버린다. 또한 육류를 과다하게 섭취하면 육류 안에 들어있는 균 때문에 뇌가 손상될 확률이 높다. 또한 육류 속에는 상품으로 만들기 위해 들어간 항생물질이 40가지가 넘는다.

내가 조사한 바로는 거리의 가드레일에 사용되고 있는 형광도료와 같은 물질이 들어있고, 거기에 페인트칠까지 하기도 한다. 정육점의 진열장 유리는 사람의 눈을 속이기 위해 약간 구부러져 있는데 이러한 도료를 사용함으로써 고기가 깨끗하고 싱싱해 보이도록 하고 있다. 그러나 막상 고기를 사서 집으로 가져온 다음에 자세히 보면 거의 검은색에 가깝다.

이렇듯 시중에 판매되는 육류에는 눈속임이 많다. 그러한 고기를 섭취하게 되면 과거에 피린계 약물을 복용했을 때와 같은 충격을 받게 되고, 거기에 세균이 침입하면 앞에서 말한 대로 입이 마비되어 다물어지지 않는 증상이 생기는 것이다. 따라서 육류는 가급적 먹지 않는 편이 좋다.

거듭 말하거니와 동물의 혈액은 인간의 혈관 속에서 소용돌이친다. 굵은 혈관은 이것을 통과시켜도 가는 혈관은 절대로 통과하지 못하도록 조이고 있기 때문에 말초혈관이 있는 피부로 오자마자 혈관은 2~3초 만에 끊어져 버린다. 끊어진 다음에는 바로 염증이 생긴다. 다시 말해 알레르기 같은 증상이 나타나는 것이다. 몸이 가렵고 긁으면 벌겋게 부풀어 오른다. 그렇게 해서 염증이 확대되어 종기로 변하는 사람도 있다.

그리고 더욱 나쁜 것은 콜레스테롤이 들어있다는 사실이다. 육류 속의 중성지방분이 체내에 들어가면 콜레스테롤이 되는데 이것이 고이게 되면 혈관이 좁아진다. 거기에 육류에 들어있는 칼슘까지 이 좁은 혈관을 통과하려고 하므로 혈행장애가 생긴다. 이와 같은 일이 뇌에서 일어나면 뇌혈관이 막혀서 끊어질 우려가 있다.

또한 칼슘에는 굳는 성질이 있기 때문에 심장부로 올라가면 벽에 콘크리트를 치듯 근육을 굳히기 시작한다. 이런 현상은 우유를 마실 때도 생기는데 우유를 많이 섭취하는 아이들 중에는 심근경색으로 입원하는 일도 있다.

결론적으로 말해 육류나 유제품은 말할 것도 없고 그 조리품은 섭취하지 않는 편이 좋다. 그것이 건강을 유지하는 최고의 비결이라고 생각한다. 이와 반대로 수명을 단축하고 싶거나 암에 걸리고 싶다면 자석요를 깔고 자거나 저주파나 초음파를 몸에 쏘여라. 최근에는 이러한 자석이나 저주파를 치료에 사용하고 있는데, 나로서는 그저 놀라울 따름이다. 확신하건대 이런 것들은 인체에 백해무익하다.

이러한 것을 피하고 야채수프를 복용한다면 확실한 효과를 볼 수 있다. 더 이상 고통을 호소하지 않게 될 것이고 머리도 맑아질 것이다. 야채수프를 복용하면 치매를 예방하고 노화를 방지할 수 있다. 앞에서도 말했듯이 야채수프는 뇌를 활성화시키기 때문이다. 야채수프를 섭취하고 5분이 지나면 효과가 나타나고 그 순간부터 뇌세포는 재생되기 시작한다.

야채수프와 소변요법을 이용한 '에이즈 특효약'

암과 치매증, 전립선 등과 같은 여러 가지 질병에 뛰어난 효과를 발휘하는 야채수프는 에이즈(AIDS : 후천성 면역결핍증)에도 효과가 있다.

나는 29년 전부터 에이즈에 관한 연구를 하여 그 치료법을 발표했다. 당시에는 에이즈에 대해 전혀 알려져 있지 않았으며 더욱이 소변은 노폐물이라고 하는 상식이 지배적이었기 때문에 소변요법을 제창했을 때 여러 곳에서 많은 질타를 받았다. 그러나 지금은 그러한 상식이 완전히 깨지고 있다. 현대의학에 대한 맹신은 이와 같은 잘못이 많다는 사실이 알려진 셈이다.

에이즈 치료법을 간단히 말하면 자신의 소변을 1/3컵(60cc) 정도 받은 후 거기에 야채수프를 2/3컵(120cc) 정도 혼합하여 잘 저어서 마신다. 그러면 3시간 뒤에 눈에 띄는 효과를 볼 수 있다. 나는 현재 40명 정도의 에이즈 환자를 치료하고 있는데 아직까지 사망한 사람은 한 명도 없다. 암이나 에이즈에는 소변요법과 야채수프가 가장 좋은 특효약이다.

소변은 새벽녘에 받은 것이 가장 좋지만, 낮이나 밤에 받은 것을 사용해도 되며 처음에 소변을 조금 배설하여 버린 후 다시 30cc 정도를 받는다. 그리고 여기에 에이즈 환자는 야채수프 60cc를, 암 환자는 150cc를 섞는다. 에이즈 환자는 아침, 점심, 저녁으로 하루에 세 번 마시면 되며 암 환자는 아침에 한 번만 복용하면 된다. 이 방법을 3개월만 실천한다면 암으로 사망하는 일은 없을 것이다.

다만 소변과 야채수프는 효과와 영양적인 측면에서 적당히 조합되어 있으므로 병원에서 처방한 약을 함께 복용하거나 항암제 치료를 받아서는 안 된다.

현대의학 문헌 중에도 "항암제 치료를 받으면 수명을 연장할 수 있다"라고만 기재되어 있을 뿐 치유된다는 말은 전혀 없다. 오히려 "항암제를 사용하면 내장이 녹아버린다"고 기재되어 있다.

그러므로 항암제 치료에 앞서 우선 야채수프와 소변을 섞어 복용해 보라. 수술을 결심한 사람도 적어도 3개월만 시험해 보라. 이것이 힘들면 야채수프만을 0.6ℓ 정도 복용한 후에 수술을 받아보기 바란다. 아마도 암은 이미 소멸되어 있을 것이다. 야채수프와 소변요법은 그 정도로 탁월한 효과가 있다.

몇 시간씩 기다려서 몇 분 동안 진료를 받고, 각종 검사를 한 후에 수술을 하고 거기에 약으로 범벅을 한다면 이것은 치유하는 것이 아니라 몸을 망치는 행위이다. 이처럼 인간미가 없는 현대의 의료체계는 재검토되어야 한다.

야채가 가르쳐준 신비

이제 본격적으로 야채수프의 비밀을 밝혀보겠다.

한 줌의 흙 속에는 일본의 총인구와 맞먹을 정도의 미생물이 살고 있다는 사실을 알고 있는가. 푸른곰팡이에서 발견된 페니실린을 비롯하여 스프레트마이신 같은 항생물질의 대부분은 이 토양 속의 성분에서 만들어진다.

이와 같은 훌륭한 자연의 토양 속에서 새로운 싹을 틔우고 성장한 야채는 이러한 미생물에 의해 많은 영양소의 혜택을 받고 태양빛 아래서 모든

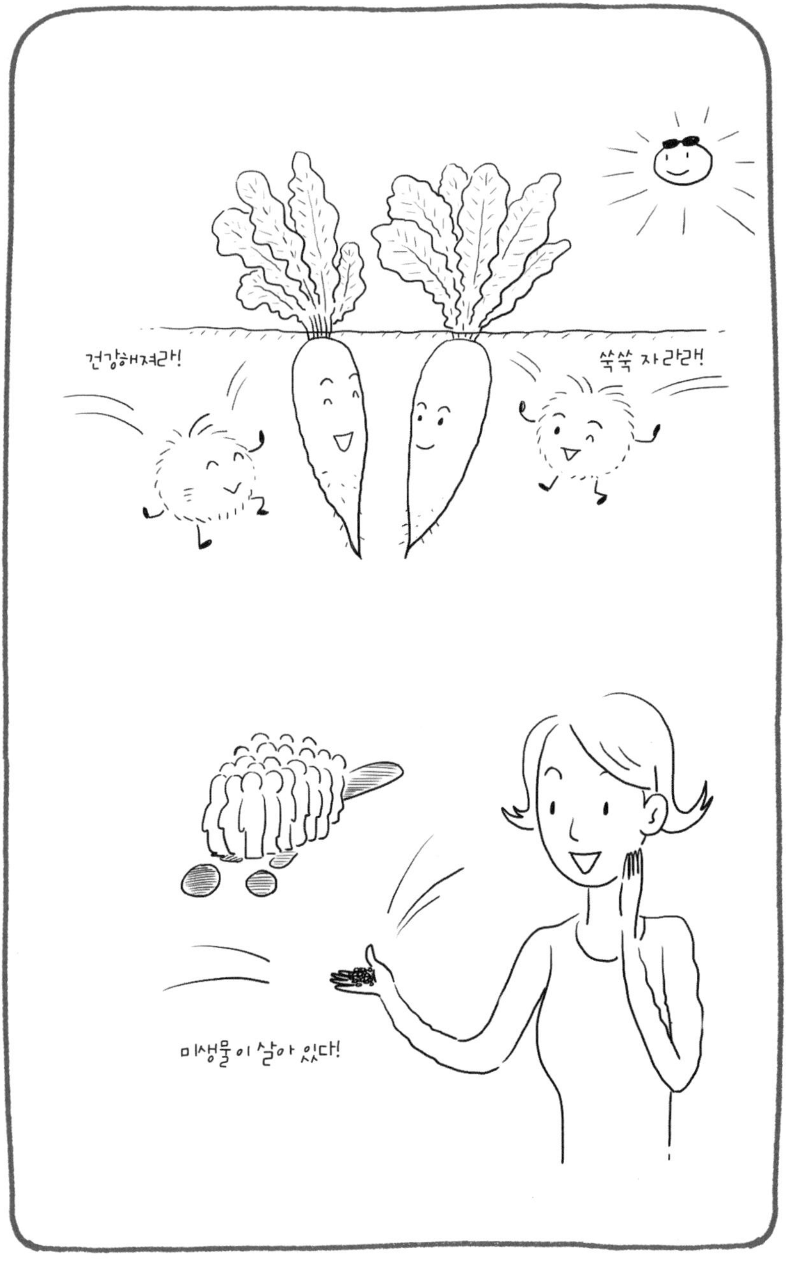
건강해져라!
쑥쑥 자라라!
미생물이 살아 있다!

것을 흡수하여 인간의 건강 유지에 반드시 필요한 엽록소나 철분, 미네랄 등 각종 비타민을 풍부하게 공급해준다.

그런데도 많은 사람들이 자연을 무시하고 소홀히 대하며 야채의 소중함을 가볍게 여겼다. 어찌 보면 질병에 걸린 것은 당연한 결과라고 할 수 있다.

자연의 미생물에 의해 성장한 야채는 어느 항생물질보다도 탁월한 효과를 발휘한다. 그렇기 때문에 "야채를 섭취합시다! 먹기 싫으면 수프로 만들어서 복용합시다!"라고 거듭 말하는 것이다. 특히 야채 중에서도 토양의 혜택을 듬뿍 함유한 근채류 위주로 내가 개발해 낸 야채수프는 기존의 야채에 대한 개념을 바꾸는 놀라운 효과를 발휘하고 있다.

그런데 요즘에는 야채를 화학합성물질인 비료를 탄 물로 수경재배를 하고 있다고 한다. 수경재배를 한 야채는 흙 속에 들어있는 미생물에 의해 생성되는 우수한 성분은 들어있지 않다. 그보다도 더욱 나쁜 점은 수경재배를 한 야채가 흡수하고 있는 합성물질은 화학비료라는 사실이다. 이러한 야채를 계속해서 섭취하면 언젠가는 인체의 기능에 커다란 영향을 미칠 것이다.

무엇보다도 야채수프는 많은 사람들이 가장 두려워하고 관심을 나타내는 암 치료에 탁월한 효과가 있다. 암은 현대인의 사망원인 중 1위를 차지하고 있으며, 대다수의 사람들은 암에 걸리면 살아남기 힘들다고 생각한다.

그러나 야채수프는 놀라울 정도로 단시간에 암을 치료한다. 그 메커니즘은 다음과 같다.

암은 세포가 갑작스럽게 암화해 생기는 병이다. 그리고 암을 몸 자체의 치유력으로 고치기 위해 이 암에만 엉겨 붙는 물질이 있다. 세포의 대사현상에 관계되는 단백질의 하나인 티로신으로부터 변화한 아자티로신과 인체의 1/3을 차지하고 있는 경단백질인 콜라겐이 바로 그것이다.

이러한 물질은 암세포를 발견하면 순식간에 그 주위에 모여들어 암세포를 둘러싸 세포의 활동을 정지시키고 제압시켜 버린다. 게다가 이러한 물질은 신체의 영양 밸런스를 유지하는 역할도 하고 있다.

야채수프는 아자티로신이나 콜라겐의 작용을 도와서 암이나 약물중독 혹은 기능장애 치료에 탁월한 효과를 보인다.

또한 야채수프에는 암을 예방하는 엽산이 다량으로 함유되어 있는데, 이것이 야채수프가 암에 뛰어난 효과를 발휘하는 이유 중의 하나이기도 하다.

어떠한 약물보다도 자연의 혜택에 감사해야 한다. 야채수프가 우리 몸에 탁월한 효과가 있는 것도 바로 이와 같은 자연의 혜택 덕분이라고 할 수 있다.

인체의 기본 밸런스를 유지시켜 주는 야채수프

인체를 구성하는 기본 요소는 체세포와 칼슘, 그리고 인체의 1/3을 차지하는 콜라겐이다. 이 세 가지가 적절하게 균형을 이루면 결코 병에 걸리지 않는다.

그러나 칼슘이 지나치게 많거나 부족하게 되면 체세포와 칼슘의 균형이 무너지게 되어 질병이 생기므로, 체세포와 칼슘의 밸런스를 적절하게 유지해 나가는 것이 중요하다. 이러한 밸런스를 유지하려면 어떻게 해야 할까? 또한 몸을 좀더 강력하게 활성화하는 방법은 무엇일까? 이에 대한 해답은 생명의 원리에서 찾아보아야 할 것이다.

생체, 생리, 병리, 임상학 등 다각도에서 분석해 본 결과 인체를 주관하는 가장 중요한 부분은 뇌라는 사실이 판명되었다. 그렇다면 뇌를 구성하는 물질은 무엇일까? 이 문제에 대한 해답을 찾으려면 우선 뇌세포를 구성하는 주성분이 무엇인지 분석해야 하는데, 많은 동물실험 결과 그 주성분이 '인' 이라는 사실을 알아냈다.

인이 없으면 생체는 성립되지 않는다. 그래서 나는 '좀 더 많은 양의 인을 섭취하면 체세포에 좋은 변화가 생기지 않을까?' 라는 생각에서 다양한 동물실험을 시도했으나 모두 실패하고 말았다. 인과 칼슘은 신속하게 결합하는 성질이 있으므로, 이를 결합시켜 동물의 체내에 주입했다. 하지만 체세포나 다른 세포에 별다른 변화가 나타나지 않았다.

여기서 나는 유아에게 하루 세 시간 일광욕을 시키면 비타민 D를 보충해줄 수 있다는 사실에 착안하여, 비타민 D가 인체에 반드시 필요한 물질이라는 사실을 유추해냈다.

실험동물들에게 비타민 D를 공급한 후 인과 칼슘을 주입하자 털과 피부, 동작 등에 놀라운 변화가 나타났으며, 체세포도 활발하게 증식하기 시작했다. 하지만 인과 비타민 D만으로는 혈액의 밸런스를 유지할 수 없었다.

그래서 실험동물의 체내에 엽산, 철분, 미네랄, 석회를 혼합하여 주입한 후 체세포와 성장속도가 빠른 암세포를 서로 경쟁시켜 보았다. 그러자 암세포는 후퇴했으며, 체세포의 성장속도가 빨라졌다. 또한 체세포가 순식간에 암세포를 둘러싸 암세포의 활동을 정지시키고 암세포를 소멸시켜 버렸다.

동물의 내장에서 뇌에 이르기까지 수백 차례에 걸쳐 암세포를 이식하여 이러한 실험을 반복하였다. 몇 번을 반복해도 그때마다 암세포는 완전히 소멸되었으며 동시에 체세포와 콜라겐은 놀라울 정도로 왕성하게 성장해 나갔다. 칼슘과 인 그리고 비타민 D를 필요한 양만큼 체내에 공급해주면 암을 제압할 수 있을 정도로 체세포가 활성화된다는 사실을 확인할 수 있었다.

이와 같은 실험을 통해 체내에 아무리 많은 양의 칼슘을 공급해도 인이 없으면 해가 될 뿐 인체에 전혀 도움이 되지 않는다는 사실을 알 수 있었다. 그리고 체내에 인을 미리 축적해 두면 체내에서 기다리고 있던 인이 칼슘과 결합하여 신체의 모든 체세포에 공급되며, 또한 체내에 충분한 양의 비타민 D가 있으면 칼슘의 흡수를 촉진시킨다는 사실을 확인할 수 있었다.

야채수프는 이러한 인과 비타민 D를 체내에 축적하는 여러 가지 조건을 모두 만족시켜준다. 신체를 성장시키고 유지하며, 노화를 방지하고, 질병이 침입할 틈을 주지 않는다는 세 가지 조건을 갖추고 있다.

또한 내가 고안해 낸 현미차는 혈액의 흐름을 원활하게 하여 인슐린과 이뇨 효과를 배가시킨다. 야채수프와 현미차를 복용하면 나이에 상관없이 두뇌활동이 왕성해지고, 전신이 활성화된다. 그야말로 '젊음의 묘약' 인 셈이다.

암세포를 제압하는 야채수프

야채수프는 인체에서 가장 딱딱한 단백질인 콜라겐을 증강시켜 나이에 관계없이 성장기의 아이들과 같은 몸을 만드는 원동력을 제공해 준다. 그와 동시에 체내에 들어오는 야채수프가 화학변화를 일으켜 30가지 이상의 항생물질이 생성되는데 이 중에서도 아미티로신이나 아자티로신과 같은 암세포에만 달라붙는 특수한 물질이 증가함으로써 암은 불과 3일이면 제압된다.

또한 인체를 구성하고 있는 체세포를 바꿀 수도 있다. 이 체세포는 암에 대한 면역력을 갖고 있기 때문에 두 번 다시 암에 걸리는 일이 없게 된다. 이러한 조건을 갖추고 있으므로 야채수프를 복용하면 말기암 환자라도 완치될 수 있다.

산소호흡기를 달고 있는 말기암 환자라도 의사가 야채수프 200cc와 현미차 200cc를 45분 간격으로 교대로 카테터(catheter : 체강의 체액을 끌어내거나 관상 기관의 내용물을 배출하고 주입할 때 쓰는 관)를 이용하여 위나 장에 주입해주면 체세포가 순식간에 증가한다.

야채수프와 현미차의 작용으로 말미암아 생체가 소생해 원기를 되찾게 되는 것이다. 이 경우 환자에게 투여하는 야채수프와 현미차는 하루 0.6ℓ 정도면 충분하다. 다음날부터는 스스로 복용할 수 있을 정도로 환자의 상태가 호전될 것이다. 이때 주의할 점은 야채수프를 먹는 동안에는 항암제나 그 외의 약물을 복용하지 않는 것이다.

이 야채수프와 현미차를 복용한 많은 말기암 환자들이 건강을 회복하여 예전처럼 자신의 일에 전념하고 있다. 야채수프를 복용한 사람들은 99% 이상 좋은 효과를 볼 수 있었다.

그리고 야채수프의 목적은 체세포의 증식강화를 촉진시키는 것과 동시에 백혈구, 혈소판의 증강과 T세포의 작용을 3배의 속력으로 증가시켜 강력한 인체를 만드는 것이다. 그 결과 면역력이 강화되어 암이나 에이즈 같은 매우 광범위한 질병에도 위력을 발휘한다.

또한 당뇨병 환자가 현미차를 복용하면 이뇨작용을 촉진하고, 당을 분해하고, 인슐린의 작용을 돕는 최상의 효과를 발휘한다. 동시에 복막에 고인 물을 제거할 때도 다른 어떤 이뇨제보다도 빠른 효과를 볼 수 있다.

혈액이나 혈관 내의 정화작용에 있어서도 놀라운 위력을 발휘한다. 심장병 환자가 하루에 0.6ℓ 이상의 야채수프와 현미차를 20일 이상 꾸준히 섭취하면 건강을 회복하게 된다. 야채수프와 현미차를 함께 복용하면 암 치료에도 놀라운 효과를 볼 수 있다.

나는 오랜 연구 끝에 야채수프와 현미차를 복용하면 대부분의 질병이 치유된다는 사실을 확인했다. 특히 야채수프는 인체에 놀라운 작용을 한다. 그리고 현미차는 야채수프의 작용을 도와준다. 야채수프와 현미차는 내가 지도하는 건강법의 핵심항목이다.

야채수프를 먹으면 체질이 강화된다

앞에서도 말했듯이 야채수프에는 다양한 효능이 있기 때문에 복용하기 시작하면 신체에 변화가 생긴다. 체질이 강화되는 것이다. 주요 변화는 다음과 같다.

- 알코올에 강해진다. 야채수프를 섭취하기 시작한 지 1주일쯤 되면 그 효과가 나타난다. 또한 숙취도 사라지게 되므로 적당한 시점에서 술을 끊도록 하라. 술을 항상 마시고 있는 사람은 반대로 술을 마시지 못하게 되는 경우도 있다.
- 여성은 나이에 관계없이 규칙적으로 생리를 하는 경우가 많다. 야채수프를 복용하자 80세가 넘은 할머니가 1년 반 동안 규칙적으로 생리를 한 사례도 있다. 심지어 65세에 출산한 사례도 있다.
- 야채수프를 먹기 시작한 지 4개월 정도가 되면 새로운 생리와 기존의 생리가 교체되기 시작되므로 한 달에 두 번씩 생리를 할 수도 있다. 이것은 결코 이상이 아니다. 이후로는 규칙적으로 생리를 하게 될 것이다.

야채수프는 어떻게 만드는가

이제 실제로 야채수프를 만들어 보기로 하자.

기본 재료

- **무** : 1/4개
- **무청** : 1/4개분(무청은 잎이 있는 시기에 따서 햇빛이나 바람이 잘 통하는 곳에서 말린 후 보관했다가 사용한다)
- **당근** : 1/2개
- **우엉** : 1/4개(작은 것은 1/2개)
- **표고버섯** : 1개(자연 건조시킨 것을 사용한다. 만약 구입하지 못했을 때는 날것을 구입해서 직접 건조시킨다. 시중에 판매되는 전기 건조시킨 표고버섯은 비타민 D가 들어있지 않기 때문에 사용할 수 없다. 자연 건조시킨 것을 구입하지 못한 경우에는 말린 표고버섯을 햇볕에 쏘이면 비타민 D가 생성된다)

만드는 방법

① 야채는 호일에 싸두거나 물에 담가두지 않도록 주의한다.

② 냄비는 알루미늄이나 내열유리로 만든 것을 사용한다. 야채수프는 유리그릇이나 유리병에 보존한다. 야채수프라고 가볍게 생각해서는 안 된다. 법랑이나 기타 화학적으로 가공한 냄비는 그 재질이 녹아나오기 쉬우므로 절대 사용하지 않도록 한다.

③ 야채는 너무 잘게 썰지 말고 큼직하게 껍질째 썰도록 한다.

④ 야채 양의 3배에 해당하는 물을 붓는다.

⑤ 끓을 때까지 뚜껑을 열지 않는다.

⑥ 끓기 시작하면 불을 약하게 하여 1시간가량 더 달인다.

⑦ 야채수프를 차 대신 복용한다.

⑧ 수프를 끓이고 남은 야채 찌꺼기는 된장국이나 우동 국물 속에 넣어 이용한다.

⑨ 화분의 식물이 시들었을 때 화분 주변에 수프를 뿌려주면 금세 싱싱해진다.

⑩ 정원수의 경우 뿌리에서 조금 떨어진 곳에 수프 찌꺼기를 묻어 두면 금세 싱싱해진다.

알아둘 점

① 야채를 많이 넣는다고 해서 그만큼 효과가 더 좋은 것은 아니다. 그러므로 어디까지나 기본 양을 지키도록 한다.

② 다른 약초나 그 외의 식물 등을 혼합해서는 안 된다. 경우에 따라서는 청산가리보다도 강한 독으로 변하는 수가 있다. 앞에서 말한 기본 재료 이외의 것을 절대로 넣어서는 안 된다.

③ 어떤 병에 걸렸더라도 야채수프를 복용하면 평상시보다 열이 1℃는 내려가게 된다.

④ 신장병이나 당뇨병이 있는 사람은 162~173페이지의 치료법을 참고하기 바란다.

⑤ 야채수프는 체내에 들어가면 화학변화를 일으켜 30가지 이상의 항생물질을 만든다.

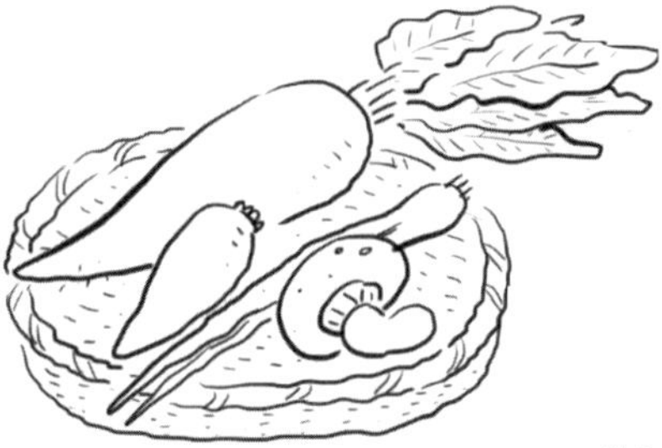

필요한 재료를 준비한다.

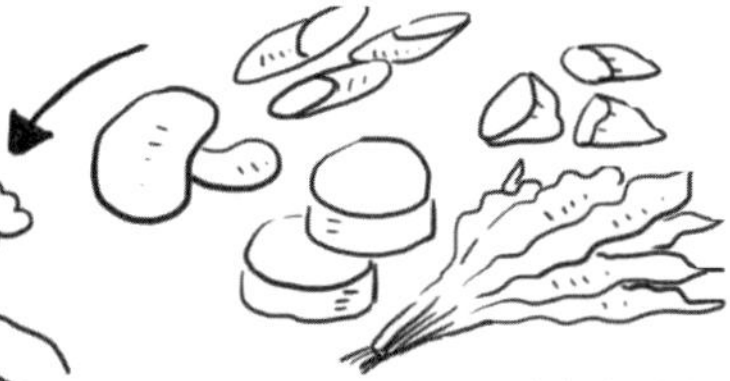

야채를 껍질째 큼직하게 썬다.

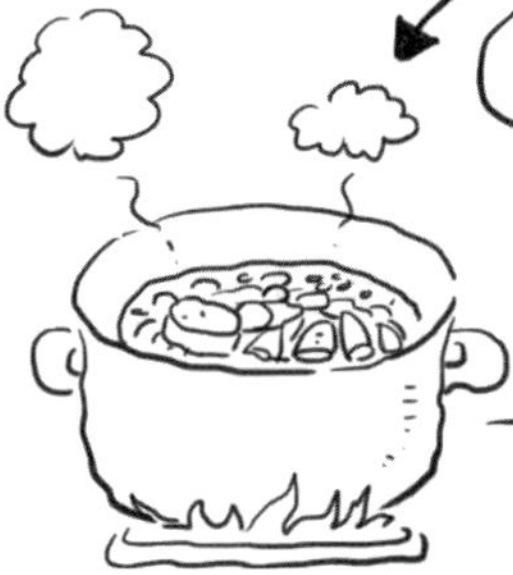

야채 양의 3배에 해당하는 물을 붓고, 끓기 시작하면 불을 약하게 하여 1시간가량 더 달인다.

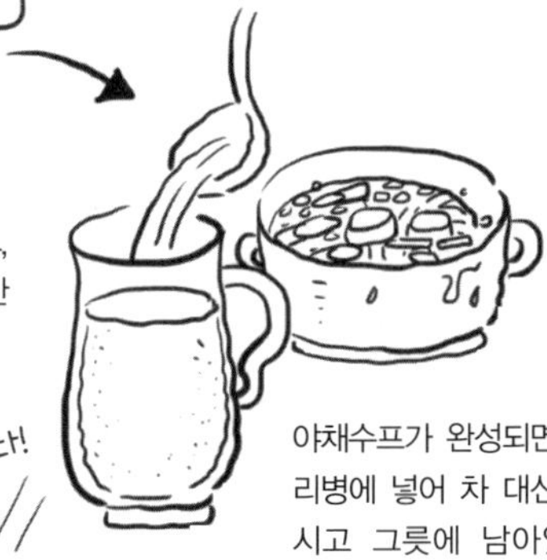

야채수프가 완성되면 유리병에 넣어 차 대신 마시고 그릇에 남아있는 야채 찌꺼기도 먹는다.

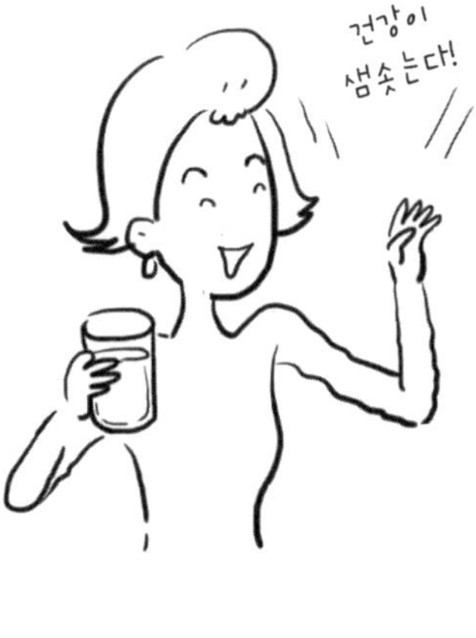

야채수프를 먹을 때 생기는 일시적인 신체적 반응

야채수프를 먹기 시작할 때 일시적으로 다음과 같은 신체적 반응(호전반응)이 일어난다.

- 얼굴, 손발, 온몸에 습진이 나타나며 가려움증이 나타나는 사람도 있다. 이런 경우에는 식용유나 맨소래담을 바르도록 한다.
- 장기간 약물을 복용하던 사람은 특히 일시적 반응이 강하게 나타난다. 또한 아토피성 피부염이 있는 사람은 야채수프의 양을 조금씩 서서히 늘려나간다.
- 두부 외상이나 뇌혈관장애가 있는 사람은 2~3일 동안에 심한 두통이 생길 수 있다. 하지만 결코 걱정할 필요는 없다.
- 안과적인 증상은 모든 사람에게 나타난다. 눈이 침침해지거나 눈 주위가 가렵기도 한다. 이와 같은 현상은 2~3일 정도면 사라지며, 그 후로는 시력이 좋아진다. 콘택트렌즈를 착용하거나 안경을 쓰고 있는 사람은 도수가 낮은 것으로 바꾸거나 가능하면 안경을 쓰지 않도록 한다. 틀림없이 시력이 좋아질 것이다.
- 과거에 결핵이나 폐질환을 앓은 사람, 혹은 폐암증상이 있는 사람은 벌꿀과 무로 만든 기침약(64~65페이지 참조)을 최소 이틀 정도 기침이 날 때마다 복용한 후 야채수프를 서서히 섭취한다. 야채수프를 섭취하면 기침이 나겠지만 걱정할 필요는 없다.

- 부인과질환이 있는 사람은 야채수프를 복용하기 시작하면 얼마동안 허리가 무겁고 나른한 느낌이 지속된다. 그리고 일시적으로 대하가 증가하기도 하지만, 이러한 증상은 점차 개선된다.
- 혈압이 높은 사람은 야채수프를 복용하기 시작한 지 한 달 정도가 되면 혈압이 내려가므로 3일째부터는 약을 서서히 줄여 나가도록 한다. 약물 복용을 갑자기 중단하게 되면 쇼크가 일어날 수 있으므로 한 달을 목표로 서서히 중단하도록 한다. 그리고 규칙적으로 배변하는 습관을 들이도록 한다.

이 밖에도 부작용과 같은 일시적인 증상이 나타날 수 있지만, 이것은 부작용이 아니다. 모두 호전반응이므로 걱정할 필요가 없다. 호전반응이란 질병이나 신체의 이상증상이 치유되어 갈 때 일시적으로 악화되는 것 같은 증상이 나타나는 것을 말한다.

현미차, 기침약, 증혈식, 변비약 만드는 방법

이번엔 야채수프 외에 예방의화학연구소에서 개발한 현미차, 기침약(진해제), 증혈식(增血食), 센나 조리법에 대해 알려주겠다. 한 가지 유의할 점은 반드시 지시한 대로 만들어야 한다는 것이다. 조리법에 따르지 않고 만들어 먹을 경우 인체에 좋지 않은 영향을 미칠 수 있기 때문이다.

현미차 만들기

기본 재료

- **현미** : 1홉(약 180cc)
- **물** : 8홉(약 1,440cc)

만드는 방법

① 현미가 진한 갈색이 될 때까지 기름이 묻지 않은 프라이팬에서 잘 저어가며 튀지 않게 볶는다.

② 동시에 냄비에 물 8홉을 끓여서 ①의 볶은 현미를 넣고 불을 끈다.

③ 5분간 그대로 둔다.

④ 현미를 체로 거른 후 그 물을 마신다.

⑤ 위의 1번차를 따라낸 후, 다시 재탕하여 사용할 수 있다. 이때는 물 8홉을 끓여서 그 속에 재탕할 재료를 넣은 후 약한 불로 5분가량 달인다.

⑥ 5분 후에 앞에서와 같은 방법으로 현미를 체로 걸러낸다. 이렇게 해서 2번차를 완성한다. 1번차와 2번차를 섞어 마셔도 무방하다.

알아둘 점

① 증상에 따라 마시는 양을 조절한다.

② 현미차는 다른 첨가물(설탕이나 꿀)을 절대로 섞으면 안 된다.

③ 야채수프와 현미차는 동시에 복용하지 말고 15분 이상의 간격을 두고 마시도록 한다. 동시에 마시게 되면 효과가 반감되므로 이를 반드시 지키도록 한다.

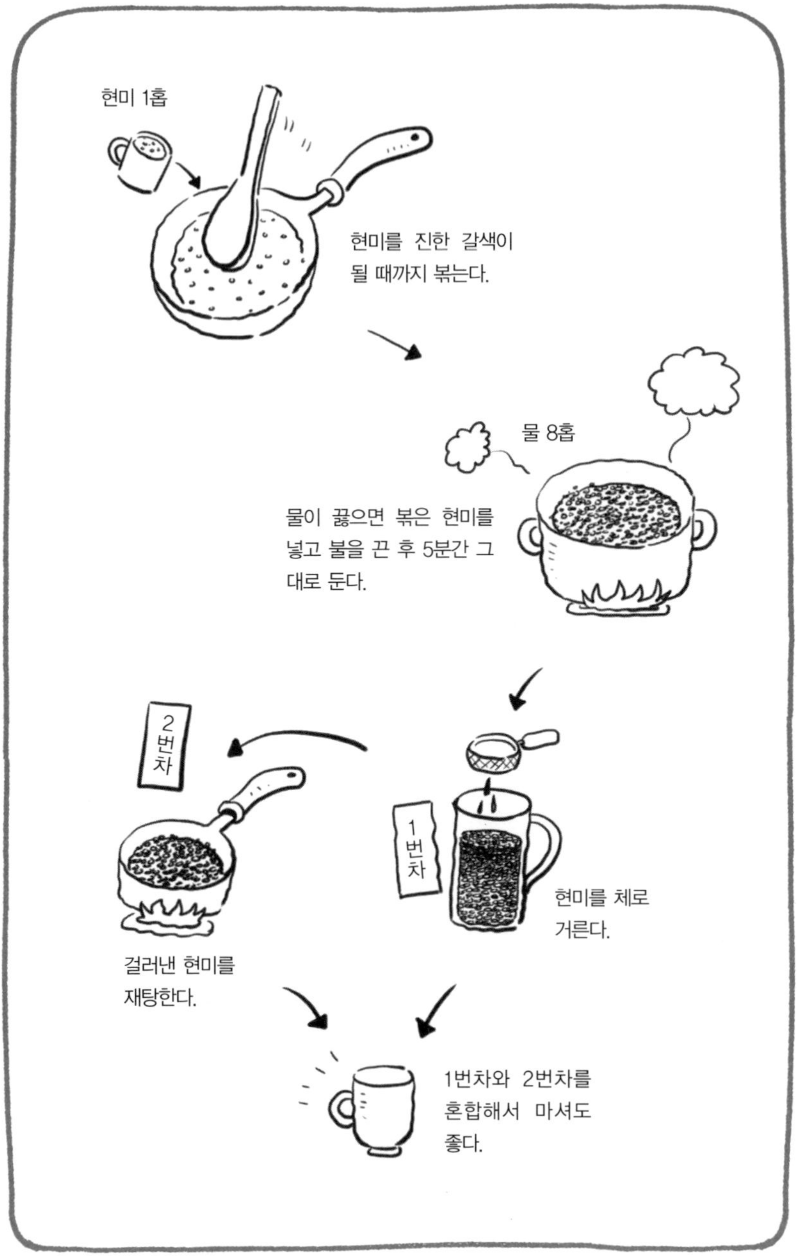
현미 1홉
현미를 진한 갈색이 될 때까지 볶는다.
물 8홉
물이 끓으면 볶은 현미를 넣고 불을 끈 후 5분간 그대로 둔다.
2번차
1번차
현미를 체로 거른다.
걸러낸 현미를 재탕한다.
1번차와 2번차를 혼합해서 마셔도 좋다.

기침약 만들기

기본 재료

- **벌꿀**
- **무**(껍질째)

만드는 방법

① 병 속에 들어있는 벌꿀의 높이에 맞춰 가로로 늘어놓은 무에 표시를 하고 벌꿀 높이 분량의 무를 작게 썰어서 벌꿀이 든 병 속에 넣는다.

② 2시간 정도가 지나면 벌꿀이 녹아서 물과 같은 상태가 된다.

③ 이 즙을 컵에 1큰술 정도 넣고 미지근한 물을 부어 잘 저은 후 하루에 4~5회 복용한다. 그러면 다음날부터 더 이상 기침이 나지 않을 것이다.

④ 이 방법은 천식에도 매우 효과적이다. 보다 자세한 내용은 191~192페이지를 참조하기 바란다.

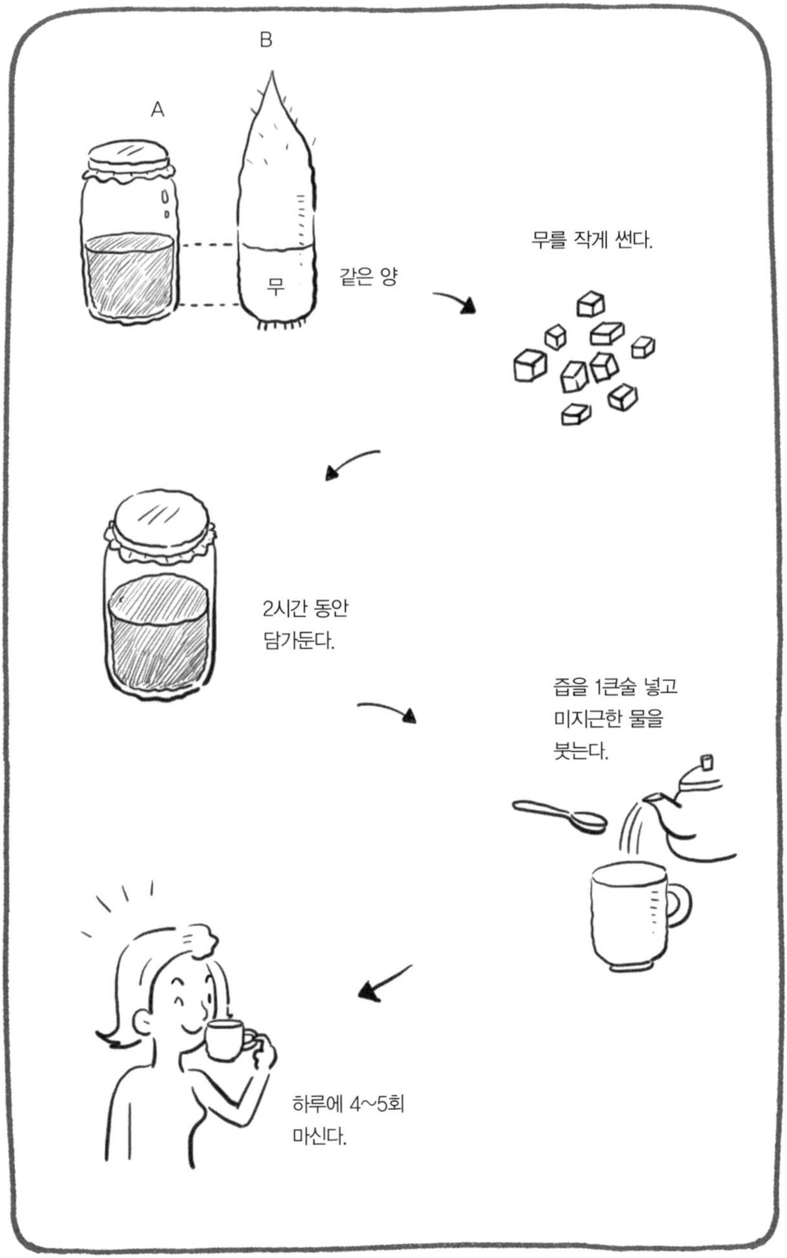
B
A
무를 작게 썬다.
무
같은 양
2시간 동안
담가둔다.
즙을 1큰술 넣고
미지근한 물을
붓는다.
하루에 4~5회
마신다.

증혈식 만들기

철분이 부족하거나 빈혈증상이 있을 때, 혹은 혈액이 묽거나 재생불량성 빈혈이 있을 때, 또는 혈소판이나 백혈구 감소 등으로 혈액을 재빨리 증가시키려면 다음과 같은 방법을 실천해 본다.

기본 재료

- **곤들매기** : 1마리
- **찹쌀** : 150g
- **검정콩** : 30g

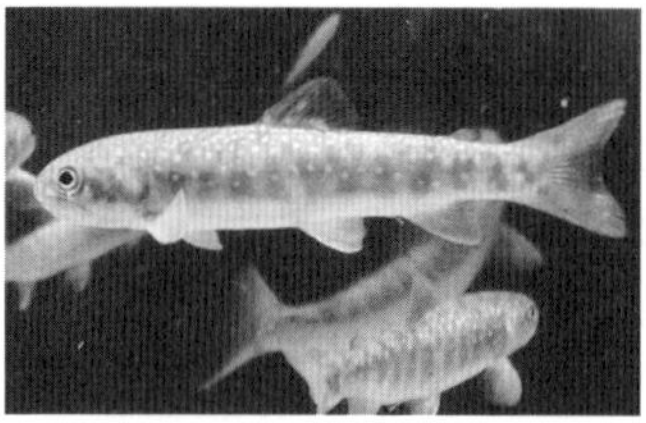

만드는 방법

① 찹쌀과 검정콩을 물에 하룻밤 담가두었다가 다음날 아침에 건져내어 물기를 빼고 찰밥처럼 밥을 짓는다.

② ①의 밥을 곤들매기(연어과에 속하는 민물고기) 한 마리와 함께 먹는다. 이것을 20일 동안 지속한다.

알아둘 점

① 찹쌀과 검정콩을 섞어서 밥을 지을 때 위의 재료는 최소량을 표시한 것이므로 몇 배에 해당하는 분량을 사용해도 된다. 그 편이 증혈을 더욱 높여준다.

② 이 증혈법은 곤들매기에만 들어있는 강력한 호르몬 성분과 검정콩이 가지고 있는 고단백 성분이 복합되어 약물로는 할 수 없는 강력한 증혈작용을 촉진시킨다. 그 힘은 일반 약품의 수백 배에 이른다. 이 방법은 어떤 질병 환자에게도 사용할 수 있는 부작용이 없는 최고의 건강법이다.

변비약 만들기

기본 재료

- **물** : 1홉(약 180cc)
- **센나 잎** : 15~20장

만드는 방법

① 작은 주전자에 물 1홉을 넣고 끓인다.

② 주전자 안에 센나(senna : 장미목 콩과의 관목) 잎 15~20장을 넣은 후 즉시 불을 끈다.

③ 그대로 두었다가 식으면 마시도록 한다.

알아둘 점

① 센나 잎은 변비와 숙변 치료에 효과적이다. 그러나 센나 잎은 너무 오래 달이면 섬유가 굳어져서 효과가 사라지므로 각별히 유의한다.

② 변비가 심한 사람은 센나 잎의 양을 늘리지 말고 물의 양을 늘리도록 한다. 그래도 효과를 볼 수 없을 때에는 센나 잎을 30장 정도까지 늘려도 무방하다.

③ 센나 잎을 달인 물은 하루나 이틀 건너 자신의 몸 상태에 맞추어 복용한다. 또한 자기 전에 복용하면 상당한 효과를 볼 수 있다.

잘못된 의학 상식

병은 스스로 치유해야 한다

치료라는 단어를 사전에서 찾아보면 '병이나 상처를 다스려서 낫게 함'이라고 정의되어 있다. 그런데 의사는 이렇게 말한다.

"당신은 일생 동안 약을 복용해야 합니다. 그렇지 않으면 낫지 않습니다. 점점 더 나빠질 뿐이지요. 제 말을 잘 들으세요. 그렇지 않으면 나중에 후회하게 될 겁니다."

즉 의사가 행하는 치료로는 병이 낫지 않는다는 뜻이다. 이처럼 어리석은 이야기가 또 있을까? '무엇을 위한 의료인가?' 하고 질문을 던지게 된다. 이 세상에 평생 동안 낫지 않는 병이란 없다. 병이라는 것은 일시적으로 앓는 것이지 평생 동안 앓는 것은 아니다.

"병은 마음에서 온다"는 말이 있다. 이를 바꿔 말하면 마음가짐 하나로 웬만한 병은 고칠 수 있다는 뜻이기도 하다. 그리고 의사는 질병에 대한 좋은 상담자이자 지도자의 위치에 있어야 한다.

따라서 뭐든 의사에게 보이면 낫게 될 것이라는 생각은 옳지 않다. 이러한 생각은 반드시 고쳐야 한다. 병은 스스로가 치유하지 않으면 결코 낫지 않는다. 살다보면 질병이 생기게 마련이므로 슬기롭게 대처해 나가야 한다.

약은 평생 복용하는 것이 아니며, 또한 '평생 약을 복용하라'고 하는 의사에게는 치료를 받지 말아야 한다. 의사가 환자에게 제공하는 정보에도 문제가 많다.

이를테면 고혈압인 경우 오직 혈압이 높다는 말만 할 뿐 왜 혈압이 높아졌는지 그 원인을 말해주는 의사는 거의 없다.

본태성 고혈압 또는 최저혈압이 100에 가깝다거나 혹은 100을 웃도는 경우, 그 원인은 90% 이상이 신장의 기능저하이다. 이는 소변검사에서 단백이 배출되지 않더라도 마찬가지이다.

이와 같은 증상이 있는 사람은 이 책에 제시된 신장 건강법을 한 번만 실시해도 혈압이나 신장 기능을 정상으로 되돌릴 수 있다.

약물은 최대한 적게 복용하는 편이 좋다. 그리고 매달 검사를 받을 것이 아니라 3개월이나 6개월, 혹은 1년 간격으로 일반적인 혈액검사와 소변검사를 받는 것만으로 충분하다.

조영제나 엑스레이 검사는 웬만한 증상이 아닌 이상 받을 필요가 없다. 오히려 그와 같은 검사 때문에 급성 백혈병이나 혈소판 감소, 재생불량성 빈혈 등 많은 질병을 초래할 수 있다. 특히 암 검사는 백해무익하다.

열을 억지로 내리지 마라

발열은 그 사람의 증상을 재빨리 탐지하여 가르쳐주는 역할을 한다. 이보다 더 훌륭한 의사는 없다. 발열은 레이더망과 같아서 신체의 어디 부위에, 언제, 무슨 일이 생겼는지 체크하여 보고해 준다.

그런데 대다수의 사람들은 열이 나면 서둘러 병원에 가거나 약을 먹는 등 호들갑을 떤다. 약물 등으로 열을 억지로 내리는 것은 환자의 증상을 악화시키는 위험한 행위임을 알아야 한다.

그렇다면 어떻게 해야 할까? 지금부터 그 순서와 관찰 방법을 자세히 살펴보기로 하겠다.

가령 37.5~38.5℃ 정도의 열이 난다면 이것은 체내에 잡균이 크게 번식하고 있다는 사실을 알려주는 것이다. 그러나 잡균은 39℃가 넘어가면 급격히 소멸한다. 그러므로 일과성 발열인 경우가 많으며, 그대로 놓아두면 두세 시간 후에는 열도 저절로 떨어진다.

유아기에는 지혜열과 발육열이 나타나며, 사춘기에는 체형의 변화에 따른 성장열 등이 나타나는데, 이는 인간이 성장하는 데 반드시 필요한 발열이다. 따라서 이 시기에 열을 억지로 내리게 되면 모든 성장을 그르칠 우려가 있다.

이것은 일생 동안 후유증으로 남아서 두통, 성선호르몬의 분비부전을 비롯하여 여성의 경우에는 특히 생리불순이나 생리통, 무생리의 원인이 된다. 또한 남자의 경우에는 성불능, 무정자, 무정란, 발육부전증의 원인이 된다.

그러므로 아이들에게 발열이 나타나더라도 서둘러 억지로 열을 내려서는 안 된다. 다음에 발열에 관한 몇 가지 설명을 덧붙이니 참고하기 바란다.

첫째, 39℃라고 하는 발열은 우리 몸에 유효한 열이다. 이는 대부분 체내에 있는 잡균을 사멸시키는 중요한 발열이기 때문이다.

둘째, 가령 매독 치료를 할 때 60만 단위의 페니실린을 사용해도 끄덕하지 않던 균이 대장균과 파라티브스의 살아 있는 균을 환자의 정맥에 주사하여 39~40℃로 열이 나게 하는 발열치료법을 사용하자 완전히 제거되었다. 이것이야말로 참다운 치료라고 할 수 있다. 일반 사람들은 대부분 이러한 치료법이 있다는 사실을 알지 못한다. 또한 의사도 이러한 사실을 알려주지 않는다.

이와 마찬가지로 평소의 발열도 필요한 열로서 그 기능을 다하고 있는 것이다. 다행히 최근에는 의사들이 환자들에게 열이 나도 억지로 내릴 필요가 없다고 설명해 준다.

셋째, 37~38.5℃ 이상의 발열이 있을 때 해열제를 사용하면 체내에 있는 잡균이 일시적으로 가사상태가 되는데 그것만으로는 결코 사멸되지 않는다. 또다시 생기를 되찾아 활동하는 경우가 많다. 이러한 잡균은 약물에 대한 면역을 가지고 있기 때문에 이번에는 그 배가 되는 약물을 사용해도 효과가 없고 질병을 오래 끌게 된다.

'사소한 질병이 큰 병이 된다'는 사실을 명심해야 한다. 그렇다고 해서

열이 났을 때 그대로 방치하라는 뜻은 아니다. 머리에 얼음찜질을 하면서 상태를 지켜봐야 한다. 이 경우 목만은 결코 얼음찜질을 하지 않도록 해야 한다.

게다가 최근 병원에서는 원내감염(병원 내에서 일어나는 모든 미생물 감염)이라는 무서운 병이 유행하고 있으므로 열이 조금 난다고 해서 곧장 병원으로 달려가는 어리석은 일만은 자제해야 한다. 무엇보다 중요한 것은 자기와 가장 가까이 있는 의사와 친밀하게 연락을 취할 수 있도록 하며 환자 스스로가 주의하는 것이다. 그리고 올바른 치료를 받도록 해야 한다. 무조건 의사의 말에 따르는 것은 좋지 않다.

방사성물질의 공포

나는 방사선을 이용한 검사나 치료에는 전적으로 반대한다. 또한 환자들에게도 가능한 한 그런 것을 받지 않도록 지도하고 있는데 그 이유는 다음과 같다.

우선 방사성물질이란 인체에 무척 해롭기 때문이다. 200가지가 넘는 방사성물질은 대부분 반감기가 매우 짧지만 간혹 긴 것도 있다.

예컨대 스트론튬의 반감기는 28년이고, 세슘137의 반감기는 33년이다. 가령 스트론튬을 쐬어서 그것이 체내에 축적되면 그 방사선은 28년이 지나도 절반밖에 약해지지 않는다. 스트론튬은 칼슘과 비슷한 성질을 가지고 있으므로 뼈에 엉겨 붙기 쉽고, 세슘은 근육에 작용하며 특히 유전자에 영향을 미친다.

이러한 방사능에 노출되면 암이나 백혈병 같은 특유의 원자병이 생긴다. 그리고 생식기관을 파괴하여 불임증이나 돌연변이의 원인이 되고 유전자를 변화시켜 그것을 자신의 후손들에게까지 물려주게 된다.

방사선을 암에 조사(照射)하면 암세포를 파괴하는 효과가 있지만, 동시에 건강한 세포까지도 파괴시켜 버린다. 그러한 무서운 방사선을 단순한 질병을 검사하기 위해 사용한다는 것에 대해 나는 결코 찬성할 수 없다. 방사선이라는 것은 원자핵이 분열함으로써 생긴다는 사실을 잊지 말아야 한다.

방사선을 이용한 치료와 검사는 가급적 피하라

방사능의 최대 허용량은 어느 정도인가. 현재 최대 허용량은 일반 사람들은 1개월에 30밀리렘(mRem : 방사능 노출량을 재는 단위)으로 되어 있다.

그러나 인체에 대한 허용량이란 것이 절대 안전하다는 척도가 되는 것은 아니다. 오히려 과학적으로 정확하게 말하자면 아무리 적은 양이라도 그 나름의 해가 있다는 사실을 알아야 한다. 다시 말하면 '그 정도라면 별다른 변화는 없겠지' 라고 추정한 양에 불과하다.

방사능이란 방사성원소의 원자핵이 자연에 방사선을 방출하면서 붕괴하는 현상이다. 원자력 발전소가 있는 근방의 소나무나 토양, 기타 해조류에

핵분열 생성물의 일종인 '요오드129' 라는 방사성물질이 보통의 100배 이상의 농도로 축적되어 있다는 사실이 확인되었다. '요오드129' 라는 방사성물질은 인체에 들어가면 갑상선에 농축된다. 그 반감기는 약 1600만년이라고 하니 듣기만 해도 소름이 끼칠 지경이다.

1960년에 미국과 독일에서 '요오드129' 라는 방사성물질이 사망한 많은 사람들의 갑상선에 농축되어 있었다는 발표를 했으나, 그 이야기는 어느새 어둠 속으로 사라지고 말았다.

현재도 방사능이 갑상선에 어떻게 농축되는지에 대해서는 밝혀지지 않고 있다. 미국과 독일의 데이터가 무엇을 뜻하고 있었는지 당시의 문헌이 남아있지 않기 때문에 현재로서는 알 수가 없다. 그러나 방사성물질이 해로우면 해로웠지 결코 약이 되지 않는다는 것만은 틀림없는 사실이다.

그런데 오늘날 방사성 조영제 검사약이 너무나도 쉽게 사용되고 있다. 언젠가 도쿄의 대학병원의 폐기물 처리장에서 세슘137이 대량으로 검출되었다는 보도가 있었다. 이러한 보도를 볼 때 이 검사약에 대한 의문을 품지 않을 수 없다. 왜냐하면 세슘137은 우라늄235가 섞여 있어야만 검출되기 때문이다.

이렇게 되면 각 대학이나 병원의 관리체제나 피폭에 관한 관리에 의문이 생긴다. 적어도 계수기 정도는 설치되어야 할 것이다. 이러한 방사능에 대하여 병원 내에서는 환자의 인권이나 생명이 모두 무시되고 있는 실정이다. 병원은 질병을 고치는 곳이지 환자를 제조하는 공장이 아니라는 사실을 인식해야 한다.

방사능을 다루는 전문가의 안전 기준은 월간 300밀리렘으로 방사능 치료를 받는 일반 환자에 비해 무려 10배나 많은 양이다. 그렇다고 치료라는 명목으로 일반 환자가 방사능을 쏘여도 괜찮다는 뜻은 아니다.

어째서 일반인보다도 전문가의 최대 허용량이 많을까? 방사능을 연구하려면 어쩔 수 없이 방사능을 많이 쏘이게 되지만, 혜택 또한 많기 때문이다.

또 다른 이유로는 방사능이 유전자에 미치는 영향에 관한 연구가 아직도 제대로 이루어지지 않고 있다는 점이다. 전문가의 수가 적으므로 일반인의 10배나 되는 방사능에 노출되어도 유전자에 위험이 있는지 모르고 있을 뿐이다. 말하자면 현재 전문가 자신이 실험동물이 되고 있는 셈이다.

나는 그들이 심각한 장애를 일으킬 것이라고 확신하고 있다. 그러므로 일반인들도 가능하면 방사능을 쏘이지 않는 편이 좋다. 전문가가 다량의 방사선을 쏘이고 있다고 해서 일반인도 소량의 방사능을 쏘여도 된다는 뜻은 아니다. 방사선에 노출되는 양이 적으면 적을수록 다음 세대에 기형아가 태어날 확률은 그만큼 줄어들 것이다.

자석요, 저주파 치료, 전기 치료의 위험성

자석요와 기타 자기제품을 사용하고 있는 25~50세에 이르는 여성의 약 80%가 자궁근종이나 난소농종, 방광염과 같은 질환을 앓고 있다. 이와 같은 제품을 1~2년 이상 사용한 사람들은 손가락이나 발가락이 변형되거나 좌우로 휘어버린다. 이렇게 변형된 손가락이나 발가락은 두 번 다시 교정할 수 없다.

또한 저주파 치료나 전기 치료를 받고 있는 사람에게는 말초신경마비증이나 무릎관절염, 요통 등이 많이 나타난다. 특히 50세 이상의 여성에게 많이 나타나며, 치료기간이 7개월 이상이 되면 손가락이나 발가락이 같은 방향으로 변형되고 휘어버린다.

어깨 결림을 완화시키기 위해 저주파 치료기를 사용한 경우에는 자석 목걸이를 사용한 것과 같은 증상이 나타난다. 손목에 힘이 없고, 손발의 악력이 감퇴되는 이상증상이 생기는 것이다. 이러한 증상은 모두 재기불능 상태가 될 가능성이 있다. 이러한 증상이 나타나지 않았는지 가족이나 주변 사람들과 서로 확인해 보는 것이 좋다.

인간의 근육조직은 이와 같은 자기와 전류 등의 외부 자극을 받았을 때 신속하고 민감하게 반응한다. 하지만 이러한 자극을 계속 받게 되면 인간의 근육조직은 외부에서 자극이 주어지기를 기다리게 되므로 결국 자신의 의지대로 몸을 움직일 수 없게 된다. 나중에는 근육이 위축되기 시작하고, 딱딱하게 굳어져 버린다.

딱딱해진 근육은 뼈와 같은 조직으로 변화해간다. 이렇게 해서 신체의 모든 부분이 경직되고, 발가락이나 손가락이 변형되며, 말초신경이 마비되는 것이다. 감각은 물론 신발이 벗겨진 사실조차 모르게 되며, 집 안에서 갑자기 쓰러져 큰 부상을 당할 수도 있다.

자석요나 자기제품, 저주파나 전기 치료 기구 등에 대한 규제를 하지 않는 일본 행정부와 의료관계자는 피해를 입은 많은 환자들에게 중대한 과실과 상해에 대한 책임을 져야 한다.

뿐만 아니라 의료관계자를 대상으로 다시 한 번 근육조직에 관한 지식을 철저히 습득시켜야 한다. 질병을 치료하는 것이 아니라, 오히려 악화시키는 행위는 결코 용납할 수 없다.

이와 같은 신체의 이상반응은 금속제품을 착용하고 있을 때에도 일어난다. 근육조직은 미약한 전류에 의해 움직이며 이 전류는 신체의 표면에도 흐르고 있다. 하지만 몸에 금속류를 부착하면 접지(earth : 전기 기기의 일부를 대지에 잇는 일)한 것처럼 우리 몸에 흐르고 있는 미약 전류가 정상적으로 흐르지 못하게 된다. 이것은 신체에 저주파 치료나 자기 치료를 한 것과 같은 해를 미친다.

따라서 되도록이면 귀걸이나 목걸이, 반지, 시계 등 금속제품을 착용하지 않는 것이 좋다. 금속제 액세서리를 착용하는 여성의 경우에는 자궁근종이 생길 확률이 높다는 사실을 유념해야 한다.

건강식품이 오히려 몸을 망치고 있다

유행처럼 건강식품 붐이 일고 있다. 그러나 이러한 제품을 복용하는 사람이 특히 고혈압이나 복부팽만(특히 하복부), 거친 피부, 심장질환, 다리나 손의 부종, 코막힘, 두통, 불면증, 관절염, 담석증으로 고생하고 있는 경우가 많다.

일례로 '이것을 섭취하면 암에 효험이 있다' 고 하는 판매원의 말만 믿고 날마다 이 건강식품을 대량으로 섭취하던 환자가 그 후 몇 개월 만에 병이 악화되어 마침내 사망하고 말았다. 암을 앓고 있었으나 그렇게 위중한 상태는 아니었는데도 말이다.

또 다른 50대의 주부는 당뇨병에 백내장과 관절염 등의 합병증을 앓고 있었다. 그녀는 판매원의 권유로 Z나 G와 같은 건강식품을 1회에 70알씩 복용했고, 그 결과 저혈당에 의한 쇼크로 사망하고 말았다.

요즘 건강보조식품 열풍 때문인지 병원에 실려 오는 환자 수가 늘어나고 있다. 비타민 과잉으로 인한 대장염으로 계속 설사를 하는 환자도 늘어나는 추세이다.

비타민제는 특히 주의해야 할 약품으로서 과다복용하면 기형아를 출산할 위험이 있다. 현재 일본의 경우 외형기형까지 합치면 출생아 가운데 30%가 기형이라고 한다. 특히 심장이나 간장, 신장에 이상이 있거나 항문이 없는 아이가 태어나는 등 기형의 종류도 다양하다.

비타민제란 인체의 근육조직과 유사하기 때문에 그것을 복용하면 유전자 차원에서 근육조직에 이상이 생기게 되고, 그 결과 기형아가 탄생되는 것이다. 태어난 아이에게는 아무런 죄도 없는데 오직 부모의 부주의에 의한 비타민제의 과잉섭취가 이와 같은 불행을 초래한 것이다. 그러므로 출산을 고려하고 있는 사람들은 남녀를 불문하고 이런 점에 각별히 주의해야 한다.

건강식품의 오링테스트(O-ring Test : 체질을 알아보는 방법의 하나로, 손가락의 힘을 테스트하여 생체 에너지의 변화를 측정하는 검사법)를 맹신한 나머지, 대량의 비타민제와 칼슘제를 지속적으로 복용하던 30세의 여성이 췌장암으로 사망한 사례도 보고되고 있다.

지푸라기라도 잡고 싶은 환자의 심리를 이용해 오링테스트니 뭐니 하면서 매일같이 병실을 찾아가 제품을 선전하던 건강식품 제조업체 대표는 환자의 상태가 악화되자 어디론가 모습을 감춰버렸다고 한다.

제품을 팔기 위해서라면 다른 사람의 목숨은 어찌되었든 상관없는 것일까? 이 제조업체의 상품을 취급하고 있는 대리점의 여성 판매원의 상당수가 자궁수술을 받았다고 하니 기가 막힐 따름이다.

우유나 육류 섭취를 자제하라

현대인의 육류 섭취량은 나날이 증가하고 있다. 이제까지 육류 섭취량의 증가는 영양학적으로는 매우 바람직한 현상이라고 했다.

하지만 이 육류에 함유되어 있는 지방이나 단백질은 인간의 신체 조직을 엉망으로 만들어 버린다. 특히 지방은 피부표면 가까이에 축적되어 인체의 피하지방층 하부에 파고들어 피부를 밀어 올림으로써 피부를 울퉁불퉁한 상태로 만든다. 이것이 피부암을 비롯한 각종 암의 원인이 된다.

매끄럽고 부드러운 피부는 자외선을 반사할 수 있지만 울퉁불퉁한 상태의 피부는 자외선을 그대로 흡수하게 되므로, 악성흑색종이라고 하는 피부암이 발생할 확률이 높다. 육식이나 유제품을 섭취하는 백인들의 피부가 울퉁불퉁하며 서양에 피부암 환자가 많은 이유도 이 때문이다.

이 악성흑생종은 미국인은 주로 등에 많이 나타나며, 동양인은 주로 다리 안쪽에서부터 생기기 시작한다. 이 피부암은 잘못되어 림프를 통해 폐로 전이되는 사례가 많으며, 사망할 확률이 높다.

또한 우유에는 칼슘이 많이 함유되어 있어서 소화가 잘 안 되며 인체의 뼈 속에서 칼슘을 끌어내 배설시켜 버린다. 이 때문에 뼈가 부러지기 쉽고 변형하기 쉬운 연골상태가 된다.

육류나 우유를 과다하게 섭취하면 신체의 저항력이 떨어지게 되고, 이것이 바로 암을 유발시키는 최고의 조건을 형성하게 된다. 육류 속에 들어있는 혈액은 인체로 들어가면 알레르기를 일으키는 원인이 되기도 한다.

더구나 동양인에게는 우유를 소화시키는 '락타아제' 라는 효소가 조금밖에 생성되지 않기 때문에 우유를 제대로 소화시키기 어렵다.

그러므로 육류나 우유 섭취를 자제하고 가급적이면 어개류를 섭취하는 것이 좋다. 어개류에는 육류나 우유의 3~7배나 많은 칼슘과 철분, 비타민 B_2가 함유되어 있다.

주스와 드링크제의 폐해

최근 들어 신장투석 환자가 크게 늘어나고 있다. 그 첫 번째 원인으로 꼽을 수 있는 것이 주스나 드링크제에 들어있는 화학합성물질이다. 이 합성물질은 체내에 들어가면 신장의 벽에 달라붙어 체외로 배출되지 않기 때문에 신장 기능을 저하시킨다. 그래서 결국 신장 기능을 상실하게 만드는 무서운 식품이다. 이러한 식품은 절대 섭취하지 말아야 한다.

비타민 E나 C의 과잉섭취는 위험하다

인체의 장 속에는 음식물의 소화를 도와주는 잡균들이 서식하고 있다. 이 잡균들은 음식물에 엉겨 붙어 열심히 음식물을 부수어 소화를 돕고 있다. 그런데 비타민 E나 C를 너무 많이 섭취하면 잡균이 죽어버리기 때문에 소화를 할 수 없게 된다.

이러한 비타민의 과잉증은 매우 위험한 증상이다. 비타민 E나 C는 건어물 같은 말린 식품의 곰팡이를 방지하기 위해 사용되는 약제이다. 따라서 '곰팡이 균을 죽이니까 암에도 효과가 있겠지' 라고 생각하는 것은 어리석기 짝이 없는 일이다. 이렇게 잘못된 행동을 하면 결국 자신의 수명만 단축될 뿐이다.

칼슘, 철분, 마그네슘은 과잉섭취하면 안 된다

'백해무익하다' 는 말이 있는데, 칼슘의 과잉섭취가 바로 그렇다. 그 이유에 대해 말해 보겠다.

신체를 움직이고 단련해야만 근육과 칼슘이 만들어진다. 그런데도 사람들은 몸은 움직이려 들지 않고 단순히 음식물을 통해 그런 것들을 손쉽게 만들어내려 한다. 인체의 조직은 인간이 생각하고 있는 것만큼 허술하지 않다.

최근 들어 학생들이나 스포츠 선수에게 심근장애, 심장비대, 동계, 숨참, 골절, 운동 중의 사망사고가 두드러지고 있는데 이들을 조사한 결과 다량의 우유와 칼슘이 들어있는 프로테인이라는 물질을 섭취하고 있다는 사실이 밝혀졌다.

한편 철분이나 마그네슘이 함유된 음료가 건강에 좋다는 광고를 쉽게 볼 수 있는데 이와 같은 성분이 체내에 들어오면 어떤 일이 벌어질까?

근육이 가동하려면 저주파인 전기가 온몸에 전달되고 있어야 한다는 사실은 앞에서 언급했다. 그런데 금속인 철분이나 마그네슘이 몸 안으로 들어오면 저주파 전기가 자석의 구실을 하여 누전이나 방전을 일으키기 때문에 체온 조절을 할 수 없게 된다. 그 때문에 몸이 극도로 차가워지기도 한다.

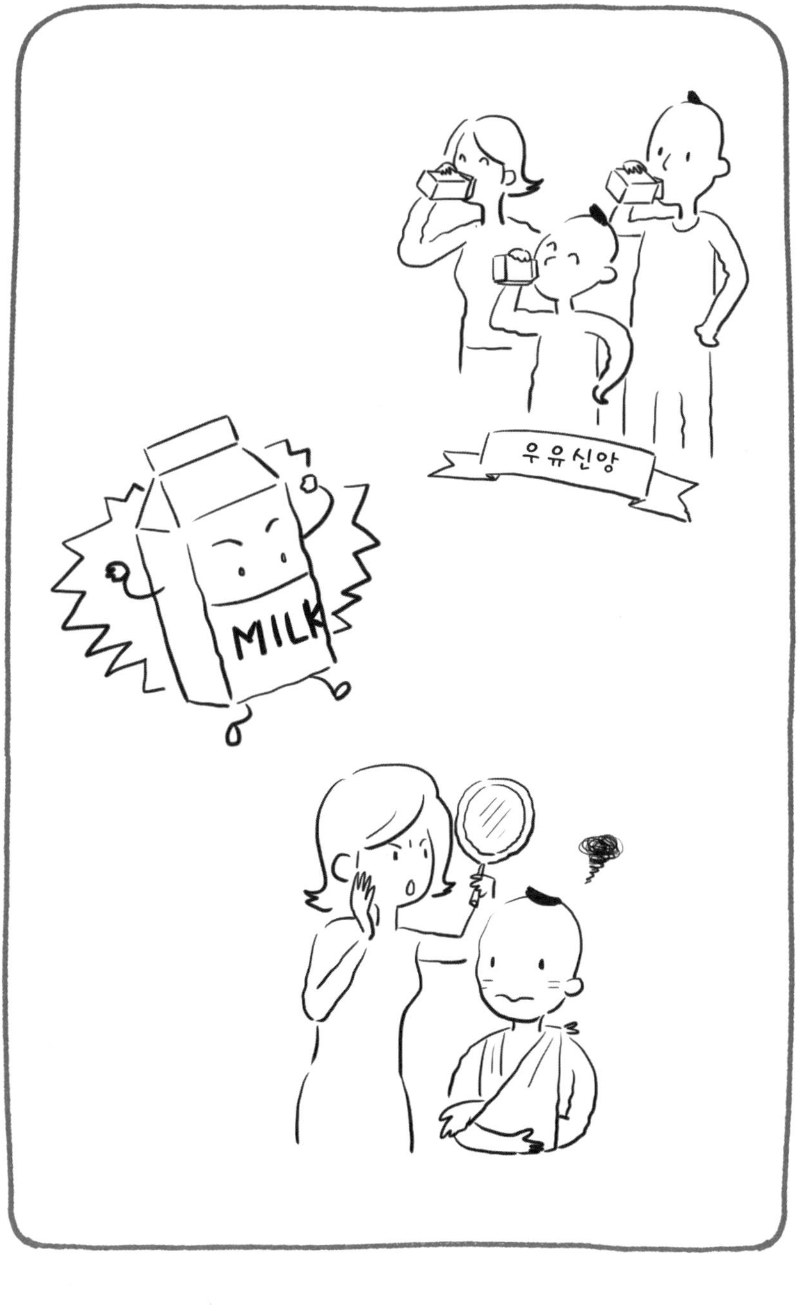
우유신앙
MILK

바로잡아야 할 영양학 상식

우유가 일본에 전해진 것은 과거의 식량난 시대이다. 급식도 제대로 얻어먹지 못하는 아이들을 구원하고 굶주림으로 고생하는 사람들을 위해 한 의학박사가 영양가가 있다는 우유와 탈지분유를 공급하기 시작했다. 동양인이 우유를 먹기 시작한 것은 불과 50년 정도로 그 역사가 무척 짧다. 그 동안에 우유나 유제품이 마치 신앙처럼 온 나라에 보급되었다.

하지만 이와 동시에 아토피성 피부염, 알레르기, 비만, 고혈압, 심장질환, 뇌혈전, 암, 신장병, 당뇨병 환자들이 해마다 증가하고 있다. 암에 이어 심장병이 현대인의 사망원인의 큰 비중을 차지하고 있다. 그 원인은 바로 우유나 유제품에 들어있는 칼슘과 지방 때문이라고 해도 과언이 아니다.

현대의 영양학이 얼마나 잘못되었는지 모르는 사람들이 많다. 우유나 유제품이 그 대표적인 예이다. 무엇이 문제인지 하나하나 짚어 보겠다.

첫째, 인간의 체세포는 거부반응이 특히 강하다.

둘째, 동양인에게는 우유를 소화시키는 효소인 락타아제가 조금밖에 들어있지 않다(이것은 약 2세 때까지만 왕성하게 분비된다). 이 때문에 미처 소화되지 않은 많은 물질이 체내에 넘쳐 산화를 막고 질병을 일으키는 원인이 되고 있다.

셋째, 우유나 유제품에는 인이 적기 때문에 애써 체내에 칼슘을 흡수시켜도 칼슘과 결합하여 뼈가 될 가능성이 적으며 반대로 뼈에서 칼슘을 끌어내게 된다.

칼슘이 인체의 뼈 속으로 들어가려 할 때는 이미 배설해야 하는 상태가 되기 때문에 체내에서 끌려나온 칼슘은 자꾸만 감소하여 뼈가 부러지기 쉽고, 속이 텅 빈 상태가 된다. 동시에 체내에 넘친 칼슘은 혈관 속을 흘러 심장의 근육에 엉겨 붙어 근육을 콘크리트처럼 만들고 심장장애와 심장비대 혹은 부정맥 등을 일으키기도 한다.

또한 뇌의 혈관이 막히게 되면 뇌혈전이나 고혈압, 뇌출혈 등의 질병을 초래하기도 한다.

현재 병원에서 이와 같은 질병에 처방하는 약에는 칼슘의 길항제가 있을 정도이다. 이것은 칼슘에 의하여 딱딱하게 된 심장의 근육을 부드럽게 하기 위해 칼슘의 작용을 방해하는 것이다.

물론 부작용도 많고 위의 불쾌감이나 식욕감퇴, 위통, 소화불량을 일으킬 수 있지만 아직까지 이 약을 먹고 심근장애가 근본적으로 개선되었다는 보고는 없다.

무서운 의약품 부작용

현재 일본에서 판매되고 있는 의약품은 31,000여 종에 이르며, 그 약품 중에서 시판되고 있는 것이 16,000종에 이른다고 한다. 그리고 이 약품 중 24,000~25,000종은 부작용이 매우 심하다는 사실이 판명되었으며 이러한 약을 동시에 투여하면 목숨을 잃을 수도 있다고 한다.

최근 보건당국이 약에 의한 부작용의 보고 체계를 갖추려고 연구반을 설치하여 검토하고 있지만, 아직까지 별다른 효과는 없는 듯하다. 여기에 부작용의 상태가 확인된 약품 몇 가지를 열거해 보겠다.

- 당뇨병 약을 복용하고 있는 사람에게 진정제를 투여하면 저혈당 증세를 일으켜 발작이나 심부전을 일으킬 수 있다.
- 감기약을 복용하고 있는 사람에게 위장약을 투여하면 약품 속에 함유된 마그네슘과 알루미늄 등이 테트라시클린계(tetracycline : 단백질 합성을 저해하는 항생물질) 약과 화학변화를 일으켜 약효가 사라짐과 동시에 부작용을 일으킬 수 있다.
- 안과질환이 있는 환자가 안과 약과 신경안정제를 함께 복용하면 증상이 더욱 악화된다.
- 고혈압 약을 복용하고 있는 사람에게 안과질환 관련 약이나 안정제를 투여하면 약효가 지나치게 강해서 저혈압이나 현기증, 심부전증이 나타난다.
- 심장병 약을 복용하고 있는 사람은 육류나 유제품, 칼슘제를 복용하지 말아야 한다. 이와 같은 약품 속에는 세계에서 인정되지 않은 유비데카레논(약품명)이라는 약이 들어있다. 이 약은 체내에 들어가면 재빨리 칼슘과 결합하여 지키타리스(순환기병 치료약) 중독을 일으켜 질병을 악화시킴과 동시에 합병증을 유발하게 된다. 뇌의 기능저하 즉, 노인성 치매를 촉진시키는 가장 좋은 시험약이기도 하다.
- 부정맥을 억제하는 프로논이라는 약은 부작용이 매우 심하며, 약물 복용으

로 인한 많은 사망자가 속출하고 있다. 이 약은 현재 일본이나 한국에서는 정해진 특정 환자에게만 투여되고 있다.

그 밖에도 약품의 부작용은 셀 수 없을 정도로 많으므로 각별히 주의하기 바란다.

질병을 극복한 생생한 체험담

생존율 0.5%에서 기사회생하다

"암으로 나날이 야위어 가던 친구가 야채수프 덕분에 암을 극복하여, 현재도 일선에서 왕성하게 활동하고 있습니다. 이 밖에도 다테이시 선생의 건강 지도를 받은 2,500명의 환자가 기적처럼 회복되는 것을 직접 목격했습니다!"

이렇게 이야기를 한 사람은 가카미가하라(各務原)시에서 회사를 운영하는 중일본 다이캐스트 공업 주식회사의 고시마 아키토시(五島昭壽) 회장이다. 고시마 회장은 야채수프 덕분에 죽음의 늪에서 생환한 사람은 아니지만 우연한 기회에 알게 되었고 그와의 만남을 통해 나의 시야가 한층 더 넓어지게 되었다.

먼저 그의 이야기를 들어보기로 하자.

3년 전에 친구가 위수술을 받았는데 대략 반년 후에 병세가 회복되어 회사에 출근하게 되었다. 업무관계상 한 달에 한 번 정도는 그를 만났는데, 만날 때마다 안색이 나빴으며 점점 더 야위어가는 듯했다.

아무래도 이상하다 싶어 부인에게 물어보았더니 위암으로 올해를 넘기기 어려울 것 같다는 선고를 받았다고 했다. 마침 그때가 6월이었으니까, 앞으로 6개월 정도밖에 살 수 없다는 뜻이었다.

'아! 그래서 그렇게 안색이 나빴구나!' 하는 생각이 들자 마음이 무척 아팠다. 하지만 그 친구의 수술을 집도한 의사도 내가 소개한 사람이었기 때문에 더 이상 부탁할 만한 곳이 없었다.

이래저래 걱정을 하고 있던 터에 우연히 들른 한 술집에서 종업원으로부터 '암을 치료하는 야채수프'에 대한 이야기를 들었다. 하지만 그 종업원은 야채수프를 개발한 사람이 누구인지는 모른다고 했다.

더 이상 부탁할 만한 곳도 없고, 밑져야 본전이라는 생각에서 그 사람을 찾아보기로 했다. 하지만 이름이나 주소, 전화번호도 모르기 때문에 터무니없는 일이라고 생각했다. 그래도 혹시 그 사람에 대해 알고 있는 다른 누군가가 나타나지 않을까 하는 마음에서 우선 미용실을 수소문해 보았다.

약 20일 동안 노력을 기울인 끝에 마침내 전화번호를 알아낼 수 있었고, 야채수프를 개발한 다테이시 선생을 직접 만나게 되어 그에게 위암에 걸린 친구 이야기를 한 후 진찰을 부탁했다.

다테이시 선생은 일반적인 암 치료법으로는 친구의 생존 확률이 0.5%도 되지 않는다고 말했다. 거의 100% 사망한다는 것이다. 하지만 나는 이렇게 물었다.

"선생님, 그래도 뭔가 손쓸 방법이 있지 않을까요?"

다테이시 선생은 "야채수프를 규칙적으로 꾸준히 복용하면 치유될 것입니다"라고 대답하면서 야채수프 건강법에 대해 설명을 해주었다.

이렇게 해서 선생의 지시에 따라 그 친구는 열심히 야채수프를 복용했다. 여생이 6개월밖에 남지 않았다는 선고를 받은 이래 3년이 경과한 지금, 그 친구는 회사를 경영하며 일선에서 바쁜 나날을 보내고 있다.

그와 같은 일이 있은 후에, 나는 야채수프의 놀라운 효과를 세상에 널리 알려 좀더 많은 사람들이 도움을 받았으면 하는 바람에서 매달 회사로 다테이시 선생을 초대하여 건강상담회를 개최하고 있다. 건강상담회를 개최한 지 올해로 만 3년이 된다.

그동안 2,500명에 이르는 사람들이 야채수프로 건강을 되찾았다. 그 중에는 말기암 선고를 받은 환자가 20명이나 포함되어 있었지만, 그들 모두 지금도 건강하게 생활하고 있다. 야채수프는 암뿐만 아니라 모든 질병에 효과적이라는 사실을 직접 확인할 수 있었다.

다테이시 선생은 이제까지 일본 전역에서 거의 매일 건강 상담을 해왔다. 그는 오직 사람의 생명을 구하는 일에 큰 보람을 느끼며 좀더 많은 사람들이 건강한 삶을 찾을 수 있도록 인도하는 일에 전념하고 있다.

최근에는 건강잡지에 '야채수프' 관련 기사가 게재되었다. 다양한 체험 사례도 수록되어 있었지만, 야채수프를 만드는 방법에 관해서는 의문점도 있었고, 우려되는 부분도 있었다. 물론 그가 배포한《생명의 지혜로의 초대》라는 책도 있지만, 핵심을 잘못 파악하면 심각한 문제가 발생할 우려가 있다.

이번에 도쿠마서점(德間書店)에서 다테이시 선생의 책이 출간되는데, 나는 개인적으로 이 책을 비롯하여 다른 잡지기사나 그가 배포한 책자를 읽은 후에 바로 야채수프를 복용하기보다는 반드시 그에게 건강 상담을 받아봐야 한다고 생각한다.

지금도 야채수프 조리법이 나와 있는 책자만 달라는 사람들이 의외로 많지만, 나는 다테이시 선생의 조언을 듣고, 그의 지시에 따라서 야채수프를 복용하는 것이 바람직하다고 생각한다. 건강과 직결된 문제이기 때문에 잘못되면 그야말로 큰일이 아니겠는가.

이와 같은 활동을 펼치고 있는 고시마 회장에게 나는 그저 감사할 따름이다. 어쨌든 고시마 회장의 회사에서 만난 사람들이 2,500명이고, 여기에 내가 전국을 순회하며 건강 상담을 한 사람들을 합치면 아마 수만 명은 될 것이다.

그들의 사례를 일일이 소개하는 것은 불가능하므로, 우선 질병의 유무에 관계없이 독자 여러분들이 잘 알 만한 유명인들의 사례를 소개하고자 한다. 이어 야채수프로 건강을 되찾은 사람들의 체험담 중에서 증상별로 대표적인 몇 가지 사례를 선별하여 소개하겠다.

야채수프를 먹고 나서 전신에 활력이 생기다

– 평론가, 구사야나기 다이조

내가 야채수프를 알게 된 것은 지금으로부터 3년 전이다. 당시 나는 10년 동안 꾸준히 스피드워킹(speed walking)을 해왔기 때문에 건강에는 자신이 있었다. 평소 한 달에 100km 정도는 걸었기 때문에 신체도 단련되어 있었다.

하지만 그날은 원고 때문에 밤샘 작업을 했고, 90분 강연을 막 끝낸 후라 완전히 녹초가 된 상태였다. 15년 지기 친구인 고시마(五島) 씨가 내 걸음걸이를 보고 이렇게 말했다.

“자네 피곤한 것 같군. 걸음걸이가 왠지 불안해 보이는데!”

염려스러운 얼굴로 내게 다테이시 선생이 고안한 야채수프를 마셔보라고 권했다.

그는 말기암에 걸려 죽음의 문턱까지 갔던 자신의 친구가 야채수프로 건강을 회복했다며, 그 효과를 확신했다. 무, 당근, 우엉과 같은 근채류는 토양 속에 함유된 미생물을 흡수하는 영양가 높은 야채이므로 효과가 있을지도 모른다고 생각하여 시험해 보기로 했다.

얼마 후 그의 소개로 다테이시 선생을 만나게 되었는데, 그는 내 손톱과 발톱, 무릎관절부분을 슬쩍 보고는 자각증상이 없는 여러 가지 질병을 지적해냈다. 오른쪽 귀가 잘 들리지 않고, 왼쪽 눈에 백내장이 있으며, 간부전증과 당뇨병 등이 있다고 했다.

생각해 보면 나도 나이가 나이인지라 몸 여기저기 이상이 생길 만도 했다. 노화가 진행되고 피로가 축적되는 것은 당연한 일인데 스피드워킹만으로 신체의 모든 기관을 건강하게 유지하는 것은 무리였을 것이다.

그래서 우선 3개월 동안 야채수프를 꾸준히 복용해 보기로 했다. 하루에 5홉(약 900cc)의 야채수프를 하루도 거르지 않고 마셨다. 아침에 2홉(약 360cc), 귀가 후에 3홉(약 540cc)의 비율로 복용했다. 취재나 강연을 할 때도 야채수프를 보온병에 넣어가지고 갔다. 또한 그의 지시대로 우유나 버터, 치즈, 육류 등은 절대 먹지 않았다.

처음에는 소변을 자주 보게 되어 곤란했지만, 1주일 사이에 그와 같은 증상도 사라졌다. 한 달이 지나자 야채수프의 효과를 실감했다. 체중이 2kg 정도 줄었고, 피부가 눈에 띄게 좋아졌다. 나는 야채수프를 복용하는 사람은 한눈에 알 수 있다. 얼굴이 윤기가 나며 몸에 탄력이 생기므로, 야채수프 애호가를 쉽게 가려낼 수 있다.

3개월 후에 다테이시 선생을 만났을 때, 그는 내 걸음걸이만 보고 이렇게 말했다.

"걸음걸이뿐 아니라 다른 모든 증상도 좋아지신 것 같군요. 이제 야채수프를 매일 마시지 않으셔도 됩니다. 걷기 운동은 계속하세요."

그의 말을 듣고 나는 무척 기뻤다. 그리고 건강법 강연을 하는 사람들은 대체로 다른 건강법에 대해서는 트집을 잡기 일쑤인데, 유연한 사고를 가진 그의 태도에 감동했다.

건강 붐이 일어 흔히 실제 연령이 60세인 사람이 검사한 결과 신체나이가 30대라는 판정을 받으면 자만하기 쉬운데, 이는 어딘가 잘못된 것이라고 생각한다.

나는 올해 70세이지만, 70세인 사람은 그 나이에 맞는 건강을 유지해야 하지 않겠는가. 아무리 야채수프를 복용해도 70세 노인이 100m를 12초만에 완주할 수는 없을 테니까 말이다. 하지만 100m를 20초에 완주했다고 해도, 끝까지 달릴 수 있는 체력을 유지할 수 있다는 데 더 큰 의미가 있다고 생각한다.

자신의 몸을 단련하여 연령에 맞는 체력을 유지하는 것은 즐거운 일이다. 스피드워킹을 한 후에도 기분이 무척 좋다. 지방에 갈 때는 강이나 바닷가를 따라 걷는 일이 내겐 큰 즐거움이다. 그렇게 20분 정도 걷고 있으면 이상하게도 어디서든 강이나 바다 냄새가 난다. 혈류의 흐름이 원활해지고 몸의 감각기관이 민감해진 탓인지도 모른다. 아무튼 야채수프를 복용한 결과라고 생각한다.

야채수프의 효과를 확신하게 된 나는 여러 사람들에게 권했는데 야채수프를 꾸준히 복용하는 사람이 있는 반면 얼마 지나지 않아 중단하는 사람도 있었다.

지속하지 못하는 사람은 시간이 없다거나 맛이 없고, 냄새가 거슬린다는 등 여러 가지 변명을 늘어놓았다. 그런 사람들은 다른 건강식품을 소개해도 절대로 실천하지 않을 것 같다. 이와 반대로 지속하는 사람은 조용히 실천하는 사람이 많은 것 같다.

내가 아는 한 여성이 아버지가 요독증으로 위험한 상태라고 해서 야채수프를 소개해 주었다. 그녀는 도시에서 좀처럼 구하기 어려운 무청이나 자연 건조시킨 표고버섯을 구하기 위해 동분서주했고, 하는 데까지 해보자는 각오로 아버지에게 야채수프를 마시게 했다고 한다. 최근에 그녀를 만날 기회가 있었는데 내게 이렇게 말하였다.

"선생님 덕분에 아버지가 많이 좋아지셨어요. 매일 산책도 하시고 이따금 정원 손질도 하실 정도로 건강이 회복되셨어요."

우리는 역시 야채수프를 권한 보람이 있다며 무척 기뻐했다.

현재 나는 아키타(秋田) 현에서 야채수프를 주문해서 복용하고 있다. 5만 평의 토지에서 유기농법으로 재배된 근채류와 자연 건조시킨 표고버섯을 공장에서 수프로 만들어 병에 담아 판매하고 있는데 그것을 주문하여 복용하고 있다.

야채수프를 복용한 후 술을 멀리하게 되었을 뿐 아니라 마셔도 좀처럼 취하지 않는다. 앞으로도 야채수프를 꾸준히 복용할 생각이다. 전신에 느껴지는 상쾌함을 잊을 수 없기 때문이다.

잔병 많은 허약체질에서 건강체질로 바뀌다

– 만화가, 아카쓰카 후지오

나는 어렸을 때부터 질병과는 인연이 매우 깊은 사람이었다. 간장을 비롯하여 신장이나 전립선 등 내장기관이 거의 손상되어 있었다. 특히 간장이 나빠서 최근 5~6년 사이에 7~8차례나 입원을 했다. 간경변 일보 직전까지 가 있었다.

작년에도 2~3회나 대학병원에 입원했는데 3월에 퇴원한 후 친구의 소개로 야채수프를 알게 되었고 그때부터 계속 아침, 점심, 저녁으로 나누어 하루에 세 차례 복용하였다.

야채수프를 개발한 다테이시 선생과도 세 번이나 만났다. 그는 그 자리에서 내 증상을 알아맞혔다. 무척 놀라운 일이었다. 그래서 우선 그의 지시대로 야채수프를 복용하기 시작했다.

야채수프는 내가 직접 만들어 먹었는데, 하루에 복용하는 양이 0.6ℓ 정도이므로 만들기가 그리 어렵지는 않았다. 무청도 가능한 한 유기농법으로 재배하는 농가에서 구입하여 3일분 정도를 만들어 유리병에 보존해 두고 먹었다.

야채수프를 복용하기 시작한 지 3일째가 되자 기분이 상쾌하고, 몸도 가벼워진 느낌이 들었다. 이전에는 여기저기 아픈 데가 많았는데 야채수프를 복용한 지 1개월쯤 지나자 그와 같은 증상도 사라졌다. 식욕도 되살아났다. 그래서 지금은 예전처럼 건강하게 생활하고 있다.

피부에도 탄력이 생겼으며 아침에도 쉽게 일어날 수 있게 되었다. 그리고 수면시간도 단축되었다.

나는 평소에 술을 즐기는 편인데 예전과는 달리 아무리 마셔도 3~4시간만 자면 눈이 번쩍 떠지게 되었다. 무엇보다도 술을 마시다보면 야채수프를 복용을 게을리 하게 되고, 1주일 정도 수프를 거르게 되면 금세 컨디션이 나빠진다.

지금은 다테이시 선생의 지시에 따라 식습관도 완전히 바꿨다. 라면 같은 것은 일절 먹지 않는다. 식생활을 개선한 탓인지 이젠 그런 것을 생각만 해도 구역질이 날 정도이다. 다테이시 선생은 술이나 담배는 굳이 끊을 필요는 없지만 적당히 하는 편이 좋다고 했다.

한마디 덧붙이자면 내 개인적인 견해로는 야채수프는 단순한 건강법이 아니라 엄연한 약이라고 생각한다. 나는 여기저기 아픈 곳이 많았기 때문에 한번에 20알 정도의 약을 복용해야 했다.

그런데 야채수프를 먹기 시작한 뒤로는 약물 복용을 모두 중단했다. 그때까지 복용해 오던 비타민제도 완전히 끊었다. 대신 내가 직접 만든 현미차를 마시고 있다. 이제 선생이 정해준 복용기간은 지났으므로 야채수프나 현미차는 마시고 있지 않지만 소변요법만은 계속하고 있다.

당시 나는 다테이시 선생의 이야기를 100% 믿지는 않았지만, 병을 고치고 싶다는 간절한 마음에서 그의 지시에 따랐고, 만족할 만한 결과를 얻었다. 비록 만병통치약은 아닐지 모르나 야채수프로 엄청난 효과를 본 것만은 분명하다.

내가 자신있게 말할 수 있는 것은 야채수프를 복용하면 체질이 개선된다는 사실이다. 나는 당시 몸 상태가 무척 좋지 않았기 때문에 건강법이라는 건강법은 모조리 실천해 보았으며, 좋다는 건강식품도 모두 먹어 보았다. 물론 비용도 많이 들었다. 건강법이란 상대의 약점을 노려 필요 이상의 요금을 가로채는 경우가 많기 때문이다.

하지만 그 어느 것도 나에게는 별다른 효과가 없었을 뿐 아니라 오래 지속할 수도 없었다. 반면 야채수프는 돈이 많이 들지 않으면서도 눈에 띄는 효과를 볼 수 있었기 때문에 오래 지속할 수 있었다. 나는 다른 사람에게 야채수프를 권하지는 않았지만, 야채수프의 긍정적인 효과를 주변에서 많이 목격했다.

내가 잘 아는 한 여성은 폐경기가 지났었는데 야채수프를 먹기 시작한 뒤로 생리가 다시 시작되었다고 한다. 또한 내 전처는 자궁암 말기로 여생이 얼마 남지 않았다는 선고를 받았지만 야채수프 덕분에 기적적으로 건강을 회복했다.

지난번에 퇴원할 때 의사는 내게 6개월 후에 엑스레이 검사를 받으러 와야 한다고 했지만 끝내 가지 않았다. 다테이시 선생이 방사선은 몸에 해롭다고 했기 때문에 앞으로 2년 정도는 병원에 가지 않을 작정이다. 이제 일반 병원에는 가고 싶은 생각이 전혀 들지 않는다.

야채수프 덕분에 숙취가 사라지다

– TV 사회자, 마에다 다케히코

나는 몸이 약한 편은 아니었으나 나이가 들자 여러모로 건강에 신경이 쓰였다. 건강을 잃고 난 후에야 비로소 그 중요함을 알게 되는 것 같다.

5년 전에 당뇨병을 앓은 적이 있었지만, 별다른 문제가 없었기에 그 후로도 식이요법을 하지 않고, 한 달에 한 번 정기검진만 받아왔다. 2년 전에는 약물 부작용으로 간염에 걸린 적이 있어서, 그 후로는 약에 대한 공포증에 시달리기도 했다.

건강법도 세간에 유행하는 것은 거의 다 실천해 보았다. 하지만 원래 건강법 마니아도 아닌데다가 너무 신경과민이 아닐까 하는 생각도 들었기 때문에 이내 시들해지고 말았다.

3년 전에 미쿠니 렌타로(三國連太郎) 씨와 함께 영화촬영을 했었는데, 그때 미쿠니 씨로부터 야채수프를 소개받았다. 미쿠니 씨는 신뢰할 만한 분이었으므로 믿고 복용해보기로 했다.

그 후로 아침 식사 전에 한 컵, 그리고 저녁에 두 컵씩 야채수프를 꾸준히 복용하고 있다. 또한 우유 섭취를 가급적 자제하고, 되도록 많이 걸으려고 노력하고 있다. 여행을 갈 때도 야채수프를 보온병에 넣어 가지고 간다.

야채수프는 1주일에 한 번 꼴로 만들고 있다. 야채에 묻은 흙을 잘 털어낸 후 유리로 된 냄비에 넣고 끓이면 된다. 그리고 야채 찌꺼기는 다른 요리에 넣어서 먹으면 되고 수프는 냉장해서 보관한다.

재료는 자연 재배한 것을 사용해야 하므로, 근처의 유기농 야채전문점에서 구입하고 있다. 아직까지 컨디션이 좋아진 것 말고는 눈에 띄는 효과는 볼 수 없다. 최근에는 술을 마셔도 좀처럼 취하지 않고 숙취도 사라졌는데, 어쩌면 야채수프를 복용한 덕분일지도 모르겠다는 생각이 든다.

내가 야채수프를 계속해서 복용하는 이유는 어느새 그것이 습관이 되어버렸기 때문이다. 다소 번거롭긴 하지만 아내가 내 건강을 염려해준다는 사실에 감사하는 마음으로 복용하고 있다.

야채수프를 특별히 누군가에게 소개한 적은 없다. 다만 내가 진행하는 건강 관련 프로그램에서 야채수프를 소개한 적이 있는데 엄청난 반향을 불러일으켰다. 하루에 20~30통의 문의편지가 쇄도했다. 여러 잡지에도 소개되는 등 세간의 화제가 되고 있는 것 같다.

건강을 되찾은 후 야채수프 마니아가 되다

– 염색공예가, 구보타 이치쿠

나는 태어나서 병원에 가본 적이 전혀 없을 정도로 무척 건강한 편이었다. 약을 복용하면 질병 치료에 어느 정도 효과를 볼 수 있겠지만, 몸에는 좋지 않다고 생각했다. 그 때문에 영양제나 비타민제, 건강식품 같은 것도 전혀 복용하지 않았다.

그런데 2년 전에 오키나와(沖繩)에 갔다가 감기에 걸리고 말았다. 평소에

워낙 건강했던 탓인지 조금 열이 나고 몸 상태가 악화되자 주위 사람들이 무척 놀라는 모습을 보였다.

그래서 하는 수 없이 병원에 갔는데, 그곳 간호사가 내 팬이라고 하면서 여러모로 신경을 써 주었다. 그녀는 병원에 온 김에 간단한 검사를 받아보는 것이 어떻겠냐며 열심히 나를 설득했다. 검사를 받는 데 많은 시간이 소요되는 것도 아니었으므로 간호사의 성의를 생각해서 흔쾌히 수락했다. 검사 결과 심장에 가벼운 발작증상이 있으며, 소변에 당이 배출된다는 사실을 알게 되었다.

별다른 자각증상은 없었지만, 나이가 있으니까 여기저기 몸에 이상이 생길 만도 하다며 그때 처음으로 내 건강에 대해 생각하게 되었다.

주위 사람들이 주치의를 정하라고 해서 어떻게 할까 고민하던 차에 지인이 다테이시 선생에 관한 이야기를 해 주었다. 그는 다테이시 선생과 친분이 두터웠고, 나 역시 그를 신뢰하고 있던 터라 꼭 한번 만나게 해 달라고 부탁해서 다테이시 선생을 만나게 되었다.

아내와 제자와 함께 다테이시 선생을 만났는데, 그는 내 손을 슬쩍 보더니 내 증상을 전부 알아맞혔다. 심장에 이상이 있고, 당뇨가 있는 것을 비롯해서 일곱 가지 질환을 지적했다. 가장 놀란 것은 아내는 예전에 귀에 이상이 있어서 입원한 적이 있는데, 그 사실을 정확하게 알아맞혔다. 또한 함께 간 제자의 병력도 즉석에서 지적해 내었다. 그저 놀라울 뿐이었다.

그때 다테이시 선생으로부터 야채수프 복용법을 배워 지금까지 꾸준히 복용하고 있다. 야채수프를 만들 때는 한번에 15컵 정도의 분량을 만들어

랩을 씌워 냉장고에 보관해 둔다. 매일 5컵 정도를 마시니까 3일분인 셈이다. 나보다 제자가 더 열심이어서, 야채수프가 떨어지거나 하면 난리가 난다.

야채수프의 효과는 정말 놀라웠다. 나는 투병생활을 해본 적은 없지만, 야채수프의 탁월한 효과는 실감할 수 있었다.

우선 나는 염색작업을 하기 때문에 손이 거칠고 쭈글쭈글하여 남에게 보이는 것이 부끄러울 정도였는데, 야채수프를 복용한 지 6개월 만에 손이 놀랍도록 부드러워졌다. 얼굴에 있던 검버섯도 거의 보이지 않을 정도로 깨끗해졌다.

예전에는 머리를 빗을 때마다 머리카락이 한 움큼씩 빠져서 걱정했는데, 이제는 한 가닥도 빠지지 않게 되었다. 소변도 잘 볼 수 있게 되었고 식욕도 왕성해졌다. 또한 육식을 금하게 되었으며, 이제는 먹고 싶다는 생각조차 들지 않는다.

지인의 말에 따르면 야채수프를 나무에 뿌려주자, 봄에 피는 꽃이 가을에 활짝 피었다고 한다.

최근에 TV 프로그램에서 야채수프를 만드는 것을 봤는데, 그것은 문제가 있어 보였다. 다테이시 선생이 지시한 대로 만들지 않으면 의미가 없기 때문이다. 요리를 만들 때는 모양을 고려하기 마련이지만, 야채수프는 그런 식으로 만들어서는 안 된다.

일본의 장수마을 사람들은 모두 소박한 식사를 한다. 하지만 알고 보면 그것은 토양의 자양분을 그대로 섭취하는 거나 같으므로 무척 풍성한 식사를 하는 셈이다.

토양 속에는 힘이 있다. 어렸을 때 병에 걸려 신음하던 내게 어머니는 흙을 밟으면 낫는다고 이야기해 주었다. 또한 오키나와에서 들은 이야기로, 쇠약한 새를 흙으로 덮은 뒤 2시간 정도 그대로 두면 기운을 차린다고 한다.

나는 전국을 순회하며 강연을 하고 있는데, 가령 강연 시간이 2시간이라고 하면, 그 중 30분 정도는 야채수프에 관한 이야기를 한다. '야채수프 조리법' 을 인쇄해서 가지고 갈 때도 있다.

집에는 야채수프를 만들기 위한 전용 냄비가 있는데, 3만 엔 정도로 가격이 비싸긴 하지만, 사용이 편리해서 많은 지인들에게 선물하기도 했다. 지금도 내 차 안에 몇 개가 들어 있다.

내가 구로야나기 데쓰코(黑柳徹子) 씨와 다카마도 노미야히(高円宮妃 : 일왕의 사촌 부인) 전하께도 권해서 현재 두 분 모두 야채수프를 복용하고 있다.

최근에 야채수프 붐이 일고 있는 것 같다. 상점에서 무청이 달린 무나 야채를 달라고 하면 "야채수프를 만들려고 그러느냐"는 말을 자주 듣게 된다. 또한 백화점에서 '야채수프 세트' 까지 판매하고 있다고 하니 야채수프의 인기가 대단함을 알 수 있다.

야채수프를 먹으며 건강을 유지하다

– 배우, 네가미 아쓰시

나는 20년 전부터 통풍과 담낭염을 앓아왔다. 고통이 심했지만 어떻게든 꾹 참고 연기를 해왔다. 하지만 출연한 화면을 보면 나도 모르게 발을 질질 끌고 있는 것을 알 수 있었다.

마침 형사 역할을 맡고 있던 터라 좀더 터프하게 연기해야 했다. 뭔가 조치를 취해야지 이대로는 도저히 안 되겠다는 생각에서 병원을 찾아갔더니, 의사가 "일단 식생활을 바꾸고 체질개선을 하는 편이 좋겠다"고 조언해 주었다.

그때까지 특별히 건강에 신경을 쓰지 않았는데, 이를 계기로 야채 위주로 식생활을 개선하게 되었다. 덕분에 그 후에 증상이 재발하는 일은 없었다. 통풍은 재발하는 경우가 많은데, 식생활을 개선한 덕분에 재발을 방지할 수 있었다고 생각한다.

지금도 한 달에 한 번 정기검진을 받고 있지만, 혈압이 약간 높은 것 말고는 별다른 이상은 없다. 또한 10년 전부터 매일 1시간 정도 걷는 운동을 해왔는데, 이것이 효과가 있었던 것 같다.

1993년 10월경에 지인이 야채수프가 몸에 좋다며 내게 보내줘서 시험 삼아 복용해 보았다. 1주일에 한 번, 한 컵 정도를 마시고 있는데, 그다지 맛이 좋진 않지만 앞으로도 꾸준히 복용할 생각이다.

야채수프는 약이 아니므로 크게 신경 쓸 필요도 없고, 나 또한 건강식품 마니아가 아니기 때문에 그저 조금씩 복용해 보려고 한다. 최근에 야채수프 붐이 일고 있는 것을 보면 틀림없이 뭔가 좋을 효과가 있으리라 생각한다.

종양에 대한 걱정이 사라지다

– 배우, 후지무라 시호

예전부터 몸에 좋은 야채수프에 대한 이야기는 많이 들었지만 무청을 구하는 일이 성가셔서 복용하지 않았다. 나는 위수술을 받은 적이 있는데, 1년에 한 번씩 정기검진을 받을 때마다 의사에게서 위에 종양이 생길 수 있으니 주의해야 한다는 말을 들어왔다.

뭔가 조치를 취해야겠다고 생각하고 있을 때 야채수프가 떠올랐다. 그래서 곧바로 복용하기 시작했다. 남편도 함께 복용했는데 소변이 잘 나온다는 말을 듣고 야채수프 덕분이라 생각하여 77세인 어머니에게도 드시게 했다. 어머니는 얼굴에 짙은 기미가 끼어 있었는데, 야채수프를 드신 후부터는 기미가 어느 정도 엷어졌다.

남편도 손등에 얼룩이나 점 같은 것이 많았는데 야채수프를 복용하자 그런 것이 모두 사라졌다. 야채수프는 혈액을 정화하여 신진대사를 촉진시킨다고 한다. 그리고 몸이 젊어진다고 하는데, 나 역시 실감하고 있다. 야채수프를 제대로 반년만 복용하면 종양 같은 것이 생길 걱정은 없다고 해서 반년 동안 꼬박 야채수프를 복용했다. 그 덕분에 지금은 완전히 건강에 자신을 갖게 되었다. 또한 전신에 생기가 넘치는 느낌이 든다.

야채수프의 놀라운 효과를 체험한 가족들은 친척들에게도 야채수프 복용을 권했다. 그러자 당뇨병으로 고생하고 있던 조카가 수프를 먹기 시작했는데 2개월이 지나자 혈당치가 내려가더니 정상 수치로 돌아와서 지금은 완전히 건강을 회복했다. 의사도 이와 같은 현상에 무척 의아해하고 있다.

야채수프는 함께 사는 어머니가 만들어 주시는데, 큰 냄비에 야채를 가득 채우는 것도 상당히 힘든 일이라고 생각한다. 우리 집에서는 야채수프를 만들고 난 찌꺼기를 고기와 함께 삶아서 고양이에게 먹이고 있다.

야채수프를 만들 때 가장 어려운 일은 바로 무청을 구하는 일이다. 슈퍼에서 파는 무는 잎이 잘려 있기 때문에 무청이 붙어 있는 무를 사기가 무척 힘이 든다. 그래서 생협에서 구입하고 있다.

일 때문에 한 달 정도 유럽에 갔을 때 나는 야채수프의 맛이 그리웠다. 현재는 야채수프를 아침에 한 컵씩 복용하고 있다. 처음에는 하루에 3홉(약 540cc) 정도를 복용했는데 지금은 2홉(약 360cc) 정도로 양을 줄였다.

야채수프를 반년쯤 복용한 덕분에 최근에 실시한 위내시경 검사 결과 종양이 전혀 발견되지 않았다. 나는 야채수프를 복용하고 있는 한 질병에 쉽게 걸리지 않으리라고 확신한다.

C형 간염이 2개월 만에 완치되다

– 홋카이도, 고바야시 유지

1993년 10월 나는 삿포로에서 다테이시 선생의 강연을 들은 적이 있다. 그때 내 아내는 그에게 개인지도를 받았다. 당시 나는 C형 간염으로 인터페론을 1주일에 세 차례씩 30회 정도 맞고 있었는데 때마침 선생의 강연을 듣게 된 것이다. 강연 후 주치의에게 야채수프요법을 실시하고 싶어 인터페론 치료를 중단하겠다고 말했다. 그리고 경과를 알아보기 위해 정기적으로 검사를 받았다.

한 달에 한 번 혈액검사를 받았는데, 11월에는 간염수치가 오르더니 12월이 되자 정상으로 돌아오게 되었다. 주치의도 어떻게 이럴 수가 있느냐며 무척 의아해했는데, 나는 야채수프밖에 복용한 것이 없다고 말했다.

아내는 어렸을 때부터 코가 잘 막히고 불면증이 있었으며, 어른이 된 후로는 알레르기성 비염이라는 진단을 받고 이것저것 치료를 받아왔다. 하지만 효과는 전혀 없었고 상태는 더욱 악화될 뿐이었다. 게다가 무릎의 통증이 심해 밥을 먹을 때면 오른쪽 무릎을 뻗고 있어야 할 지경이었다.

그러나 야채수프를 복용하기 시작한 후로는 통증이 사라졌다. 다테이시 선생은 아내에게 완치될지 어떨지 보장할 수는 없지만 1년 정도 야채수프를 꾸준히 복용해보라고 했는데, 수프를 복용한 지 불과 3개월 만에 증상이 90% 이상 개선된 것이다. 아내는 새로운 인생을 살게 된 것 같다며 매우 기뻐하였다.

현재 나는 하루에 야채수프 800~1,000cc와 현미차 600cc를 마시고, 아울러 아침에 일어나자마자 배뇨하는 소변 30cc와 야채수프 150cc를 혼합하여 마시고 있다. 아내는 600~800cc 정도의 야채수프만 복용하고 있다.

병원에서 처방받은 약을 몇 년 동안이나 복용해도 아무런 변화가 없었는데 야채수프를 마시기 시작하자 2개월 만에 정상치로 되돌아오다니 정말 놀라운 일이었다. 주위를 살펴보면 건강하게 생활하고 있는 사람이 그리 많지 않는 것 같다. 야채수프의 효과가 널리 알려져 보다 많은 사람들이 나와 같은 회복의 기쁨을 누릴 수 있기를 바란다.

야채수프 덕분에 항암제 부작용이 줄어들다

–기후 현, 무라세 요네

우리 며느리가 폐암 선고를 받아 걱정하고 있던 터에 지인의 소개로 야채수프를 알게 되었다. 그래서 당장 조리법대로 만들어서 며느리에게 먹였다.

암 선고를 받고 입원하여 치료가 시작될 때까지 1개월가량 검사가 계속되었는데, 그동안에도 며느리는 하루도 거르지 않고 야채수프를 복용했다. 덕분에 항암 치료를 받아도 구역질을 하거나 모발이 빠지는 등의 부작용이 나타나지 않았다.

그 후로 엑스레이 사진을 찍은 결과 암세포가 작아졌다고 했다. 그 말을 듣고 나는 기뻐서 눈물이 날 정도였다. 게다가 며느리는 두 번째 항암 치료를 받기 시작했는데 그전보다 다소 힘이 든 것 같았지만 꿋꿋하게 견뎌냈으며 얼마 후에 퇴원하게 되었다.

집으로 돌아온 후로도 며느리에게 하루도 거르지 않고 야채수프를 복용시키고 있다. 야채수프를 만드는 일은 내 담당이므로 나도 함께 먹고 있다.

그동안 며느리에게 맡겼던 집안일을 내가 도맡아 하게 되어 정신없이 바쁘게 생활하고 있지만 야채수프 덕분에 전혀 피로를 느끼지 않을 뿐 아니라, 오히려 예전보다 건강해진 느낌이다.

처음엔 큰 기대 없이 시작했는데, 야채수프의 효과를 직접 체험하면서 그 위력에 감탄하게 되었고 앞으로도 계속 며느리와 함께 복용할 생각이다.

야채수프만으로 폐암을 극복하다

– 주부, 구리타 가나메

폐암 4기인 동서가 수술을 받았다. 림프선으로 전이된 암세포를 제거하지 못하고 항암제를 1회 투여했지만 전혀 효과가 없어서 생각한 끝에 내가 류머티즘 치료를 위해 복용하던 야채수프를 권했다. 본인도 암이라는 사실을 알고 있었으므로 다테이시 박사의 책을 반복해서 읽어보더니 야채수프를 복용하기 시작했다.

11월 1일부터 야채수프와 현미차를 0.7ℓ 씩 복용하기 시작했고, 11월 3일에 퇴원했다. 그 후로는 병원에서 처방해 준 약은 전혀 복용하지 않고 야채수프와 현미차만 먹고 있다.

퇴원 전에는 사타구니와 허벅지, 엉덩이에 걸쳐 심한 통증을 호소했기 때문에 암이 전이되지 않았을까 걱정했는데 집에 돌아와 진통제 복용을 중단하고 야채수프와 현미차만 마신 지 1주일이 지나자 통증이 사라졌다고 했다. 항암제 치료를 받을 때 동서의 병세는 나날이 악화되어 가는 것처럼 보였다. '동서가 이대로 병원에서 죽는 게 아닐까?' 하고 생각될 정도였다.

하지만 야채수프를 꾸준히 복용한 결과 지금은 건강을 완전히 회복했으며, 12월 2일에 받은 혈액검사 결과도 모두 정상으로 나타났다. 백신주사를 맞으러 집 근처의 진료소에 갔었는데, 담당 의사도 동서의 건강한 모습을 보고 깜짝 놀랄 정도였다. 가족들의 기쁨은 이루 말할 수 없었다. 다테이시 선생의 책을 보물처럼 소중히 여기며 자주 반복해서 읽고 있다.

그리고 우리 집에 또 다른 엄청난 변화가 생겼다. 10년 동안 간장이 나빠서 병원 치료를 받아오다가 최근에 간암 판정을 받은 어머니가 동서의 회복을 지켜본 후로 야채수프를 복용하기 시작한 것이다.

그 전에도 어머니에게 야채수프를 권해왔으나 오랫동안 낫지 않던 병이 그따위 수프 정도로 나을 리가 없다며 복용하지 않으셨다. 어머니가 야채수프를 복용하신 지 얼마 후, 다시 한 번 치료를 위해 검사를 받은 결과 암세포가 완전히 사라진 것으로 나타났다.

야채수프를 개발한 다테이시 선생께 진심으로 감사드린다. 또한 야채수프로 인해 보다 많은 사람들이 질병으로부터 해방되기를 바란다.

야채수프와 소변요법으로 3주 만에 뇌경색이 사라지다

– 주부, 무라카미 후미코

나는 최근에 건망증이 심해져서 '뇌에 무슨 이상이 생긴 것이 아닐까' 하는 불안감을 느꼈다. 그래서 뇌외과 전문병원에서 MRI(자기공명영상) 검사와 CT(컴퓨터단층촬영) 스캔 검사를 받았다.

그 결과 뇌의 뇌간에 가까운 부분의 혈관이 막혀 있다는 사실을 알게 되었다. 의사의 말에 따르면 뇌경색일 가능성이 있으며, 또한 그 부분은 생명유지에 직접적인 관계가 있으므로 잘못될 경우에는 목숨을 잃을 수도 있다고 했다. 그리고 혈관조영제를 사용한 뢴트겐 검사를 하자고 했다. 하지만 혈관조영 검사는 위험하다는 말을 들었기 때문에 검사를 받아야 할지 어떨지 무척 망설여졌다.

마침 그 무렵에 다테이시 선생의 야채수프에 관한 이야기를 듣게 되었다. 또한 뇌장애에는 소변요법을 병행하는 것이 좋다고 해서 그것도 함께 시도해 보았다. 소변요법은 처음에는 약간 거부감을 느꼈지만 야채수프에 섞어서 마시니 훨씬 마시기 수월했다.

그리고 고민 끝에 일단 혈관조영 검사를 받기로 했다. 그 전의 검사에서 뇌경색이 의심스럽다고 했던 터라 야채수프와 소변요법을 시작하고 3주일째 되는 날 검사를 받았다. 검사 결과는 완전히 정상으로 나왔다. 뇌혈관이 막힌 부분은 어디에서도 찾아볼 수 없었다.

의사는 이전의 검사 결과에 대해서는 한마디도 하지 않고, 정밀검사 결과 정상으로 나타났으니 그것으로 충분하지 않겠느냐는 말만 되풀이했다.

하지만 나로서는 아무리 생각해도 야채수프와 소변요법이 효과를 본 것이라고 밖에는 생각할 수 없다. 그 후로는 소변요법은 중단했지만, 야채수프는 지금도 꾸준히 복용하고 있다.

또한 그때까지 전기 치료기를 사용해 왔었는데 그것도 그만두었다. 다테이시 선생의 이야기를 듣고 그것이 올바른 치료법이 아니라는 생각이 들었기 때문이다.

현재 나는 건강하게 지내고 있다. 높았던 혈압수치도 정상으로 돌아왔다. 모든 것이 야채수프 덕분이라고 생각하며 감사한 마음으로 하루하루 생활하고 있다.

야채수프로 간경변을 고치다

– 기후 현, 요코타 미쓰오

나는 1987년부터 간장병으로 세 차례나 입원과 퇴원을 반복하다가 결국 간경변(간종양)이라는 진단을 받았다.

그 후 친구의 권유로 2년 전부터 야채수프를 복용하기 시작했다. 야채수프를 복용한 지 5개월 되었을 때 CT 검사와 초음파 검사를 받았는데, 검사 결과 종양이 완전히 사라진 것으로 나타났다. 나는 물론 담당의사도 깜짝 놀랐다. 가족들도 모두 매우 기뻐하였다.

나는 야채수프를 복용하고 있다는 사실을 의사에게 말하지 않았으며, 병원에서 처방받은 약도 전혀 복용하지 않고 있다. 하지만 야채수프는 지금도 하루도 거르지 않고 복용하고 있으며, 주변 사람들에게 야채수프를 적극적으로 권하고 있다. 야채수프 건강법을 알게 된 것에 진심으로 감사하고 있다.

피로감이 사라지고 컨디션이 좋아지다

– 가나카와 현, 가와나카 도모코

나는 8년 동안 간호사 생활을 했는데도, 45세 이후에 건강이 급격하게 악화되고 보니 의료기술에 대한 불신감과 질병에 대한 불안감이 점차 커졌다.

그 때문에 병원 치료를 중단하고 스스로 납득할 수 있는 식이요법이나 운동요법으로 건강을 회복하려고 노력해 왔지만 별다른 효과를 보지 못했다. 몸 컨디션이 좀처럼 회복되지 않았을 뿐 아니라 심한 피로감을 느꼈다.

그러던 차에 야채수프에 관한 책을 읽고, 이것이야말로 내가 오랫동안 추구해오던 건강법이라 생각하여 당장 실천해 보았다.

야채수프와 현미차를 마시기 시작한 지 1개월이 지난 지금, 부작용도 전혀 없으며 피로감도 완전히 사라졌다. 게다가 놀라울 정도로 젊어진 느낌이다. 아마도 이전에는 검사 결과에 나타나지 않을 정도였지만 위나 간장, 췌장, 신장 등의 기능이 저하되어 있었는지도 모른다.

하지만 야채수프와 현미차를 마시기 시작한 후로는 완전히 건강을 회복했으며, 다시 태어난 느낌이다. 정말이지 말로 표현할 수 없을 정도로 기쁘다. 더 많은 사람들이 야채수프 건강법으로 인해 진정한 삶의 기쁨을 맛볼 수 있었으면 한다.

간암으로 시한부 선고를 받은 어머니가 소생하다

– 홋카이도, 도야마 이쿠코

어머니가 간암으로 병원에 입원하였을 때 앞으로 1년밖에 살 수 없을 거라는 담당의사의 말을 듣고 나는 크게 절망하였다. 어머니는 항암제 부작용으로 미음조차 드시지 못하였다.

3월 하순에 고향에 있는 병원에 어머니를 모시고 갔다. 고향으로 돌아왔다는 안도감 때문인지 어머니는 내가 만들어간 야채수프를 맛있다고 하시며 겨우 드시기 시작했다.

나는 어머니에게 소변요법도 권했다. 이렇게 야채수프와 소변요법을 병행한 지 한 달쯤 지나자 어머니가 건강한 목소리로 "몸이 무척 좋아졌다"며 내게 전화로 알려왔다. 정말이지 그때의 기쁨을 말로 다 표현할 수 없다.

의사의 말로는 아직도 황달이 심해서 회복되려면 3개월은 걸린다고 했지만, 어쨌든 어머니는 현재 건강하게 생활하고 계신다. 야채수프 덕분에 어머니의 목숨을 구할 수 있었던 것이다. 그저 기쁘고 감사할 따름이다.

놀랄 정도로 부족했던 혈소판 수가 증가하다

– 기후 현, 나리타 고이치

작년에 친구의 소개로 야채수프를 알게 되었고, 즉시 조리법에 따라 수프를 만들어 복용하기 시작했다. 그러고 나서 그 효과에 깜짝 놀랐다. 대학병원에 입원했을 때 42,000개 정도였던 혈소판 수가 무려 98,000개까지 증가했기 때문이다.

처음에는 아내가 식사 전에 마시라며 매일 야채수프 한 컵을 테이블 위에 올려놓아서 어쩔 수 없이 마셨지만, 이제는 야채수프가 없으면 식사를 할 수 없을 정도가 되어 버렸다.

3월에 기관지확장증(염증이 생기거나 막혀서 기관지가 비정상적으로 늘어난 것)으로 아버지를 잃었고, 어머니는 직장암 진단을 받으셨지만 다행히 수술에 성공하여 건강을 회복하셨다. 하지만 '야채수프를 빨리 알았다면, 아버지도 좀더 오래 사실 수 있었을 텐데' 하는 안타까움을 떨칠 수 없다.

야채수프를 먹고 몸 상태가 좋아진 나는 요즘 매일 상쾌한 기분으로 생활하고 있다. 어머니는 지금은 직접 농사일을 하실 정도로 건강을 회복하셨다. 가족들도 깜짝 놀랄 정도로 건강해지셨기 때문에 집안 분위기가 무척 밝아졌다.

최근에는 도시락 가게를 개업하게 되었는데, 다테이시 선생의 가르침대로 가급적 고기는 적게 사용할 생각이다. 다테이시 선생 덕분에 새로운 삶을 살게 되었다.

야채수프와 현미차를 복용한 후 종양이 축소되다

– 야마구치 현, 도리카이 에미코

나는 항문에서 5cm 떨어진 부분에 3cm 크기의 종양이 생겨 출혈이 있었기 때문에 수술을 받아야 했다. 그런 상황에서 입원과 동시에 야채수프와 현미차를 매일 복용했다. 두 달 후에 수술을 받았는데, 종양의 크기가 작아졌기 때문에 장을 20cm 정도 절단하는 선에서 수술을 끝낼 수 있었다.

인공항문을 달게 되면 어쩌나 하고 무척 걱정했었는데, 야채수프 덕분에 다행히 인공항문 수술을 피할 수 있게 되었다. 야채수프를 알게 되어 얼마나 다행인지 모른다.

혈압이 정상으로 돌아오고 간 기능이 개선되다

– 자영업, 노무라 도모히로

48세 되던 해에 나는 아내를 암으로 잃었다. 1992년 6월 나와 두 아이를 남겨두고 아내가 세상을 떠난 것이다. 1년 몇 개월에 걸친 투병기간 동안, 나는 아내를 간호하기 위해 자영업을 휴업하고 함께 투병생활을 시작했다. 하지만 그런 보람도 없이 아내는 저세상으로 떠나버렸다.

그로부터 얼마 후 나는 '암과 치매'를 테마로 한 다테이시 선생의 강연에 참석할 기회가 있었다. 그 강연을 통해서 야채수프를 알게 되었다.

'아내가 투병 중일 때라면 모르지만 이미 세상을 떠나버렸는데 이제 와서 무슨 소용이 있겠어?' 라고 생각하며 처음에는 그 효과에 반신반의했다.

하지만 예로부터 민간요법으로 그와 비슷한 건강법이 도처에서 실시되었다는 사실과 단지 며칠, 혹은 수십 일 사이에 말기암을 완전히 극복했다는 사람들을 만나 그들의 체험담을 듣게 되자 야채수프를 직접 만들어 보고 싶어졌다.

나는 여러 가지 시행착오를 거듭한 끝에 야채수프를 만들어냈다. 그리고 1991년에 혈압과 간장병으로 입원했던 적이 있었기에 속는 셈 치고 그것을 복용해 보았다. 그런데 야채수프를 복용하기 시작한 지 이틀이 지나자 신체에 변화가 생기는 느낌이 들었다.

야채수프를 복용하기 시작한 지 2주일 뒤에 여러 가지 검사를 받아본 결과 혈압은 정상치로 돌아왔으며, 간 기능도 상당히 개선되었다는 사실을 알게 되었다.

야채수프의 효과를 확신한 나는 친구들과 지인들에게 적극 권했는데, 그 결과는 나 자신도 새삼 놀랄 정도였다.

좀더 빨리 야채수프를 알았더라면 아내의 목숨을 구할 수 있었을지도 모른다는 생각에 안타까울 뿐이다. 이 글이 암과 투병하고 있는 사람들에게 조금이나마 도움이 되기를 바란다.

더 이상 가망이 없다고 했던 간암이 치유되다

– 나가노 현, 시라이시 구미코

나는 나가노 현에 있는 회원제 리조트호텔의 관리업무를 담당하고 있다. 최근 몇 년 사이에 '간경변이라고 생각했는데, 알고 보니 간암이었다.' 혹은 '당뇨병 합병증으로 백내장이 생겼다' 고 하는 회원이 급증했다. 보통 60세가 정도가 되면 신체에 이상이 나타나는데, 그렇게 질병으로 고통 받고 있는 회원들을 어떻게든 도울 방법이 없을까 하고 고심하던 차에 지인으로부터 다테이시 선생의 건강연구소에 관한 이야기를 듣게 되었다.

1992년 가을의 일이다. 우리 호텔 회원 중에 "이제 여기 올 수 없을지도 모르겠군. 하지만 나는 암 따위에 굴복하고 싶지 않아!"라는 말을 남기고 떠난 65세의 신사분이 있었다. 자동차를 무척 좋아하는 분이었는데, 최근에는 건강이 악화되어 항상 기사의 부축을 받아야 움직일 수 있을 정도로 무척 고통스러워했다.

그는 간암으로 내년 봄까지 살 수 있을지 장담할 수 없다고 했다. 엄청난 노력을 기울이고 수많은 고생을 겪은 끝에 경제적으로 풍요를 누리게 된 분이었다. 게다가 항상 겸손하고, 적극적인 자세로 사업을 하던 활달한 성격의 소유자로 평소에 내가 존경해오던 터라 하루빨리 그가 건강을 되찾기를 기원했다.

그러던 어느 날 그가 내게 전화를 하였다. 몸이 좋아졌으니 한번 들르겠다는 것이다. 유기농 야채를 사용한 특별식을 준비하고, 그를 맞으러 나가자, 밝은 미소를 지으며 차에서 내렸다. 그는 나고야에서 이곳까지 직접 운전을 하고 왔다고 했다. 얼굴색도 좋아졌고, 걸음걸이도 무척 건강해 보였다.

나는 깜짝 놀라서 어리둥절한 표정으로 자초지종을 물어보았더니, 그는 웃으며 이렇게 말했다.

"야채수프와 생선 덕분일세."

요즘 그는 스포츠카를 타고 전국을 돌아다니며 새를 촬영하고 있다고 한다. 전보다 더욱 건강해진 것 같아 "혹시 꾀병 아니셨어요?"라고 농담을 할 정도이다. 여생이 1년밖에 남지 않았다고 선고했던 담당의사도 그저 의아해할 뿐이라고 한다.

이것이 모두 다테이시 선생의 '야채수프 건강법' 덕분이라고 하니 그저 놀랍기만 한다. 이 건강법이 널리 알려져 더욱 많은 사람들이 도움을 받았으면 좋겠다.

파킨슨병을 앓고 있던 시아버지의 건강이 호전되다

– 오사카 현, 오시마 다케시

시아버지가 파킨슨병을 앓고 계셔서 다테이시 선생의 지도를 받게 되었다. 그 덕분에 야채수프를 복용한 지 6개월 정도가 되자 다리가 가벼워졌고, 이전보다 말도 알아듣기 쉬워졌으며, 용변도 잘 볼 수 있게 되었다.

이따금 깜짝 놀랄 정도로 시아버지의 몸이 가벼워져서 한시름 놓게 되었다. 본인은 물론 가족 모두가 희망을 품게 되었고 기뻐하고 있다. 이것이 모두 다테이시 선생 덕분이라 생각하니 그저 감사할 뿐이다. 앞으로도 많은 사람들에게 도움을 줄 수 있는 연구에 전념하기 바란다.

오랫동안 지속되던 불쾌감과 불면증이 사라지다

– 군마 현, 요네야마 마치코

나는 야채수프와 현미차를 마시기 시작한 지 2개월밖에 되지 않았지만 그 효과에 깜짝 놀랐다.

나는 항상 혀에 백태가 끼어 있고, 위에 물이 고인 듯한 느낌이 들며, 일년 내내 감기를 달고 살았다. 위 상태가 좋지 않았기 때문에 야채수프를 섭취할 수 있을까 하고 걱정했는데 복용하기 시작하자 그와 같은 염려도 어느새 사라져 버렸다.

이제까지 여러 가지 요법을 시도해 보았으나 모두가 일시적인 효과만 있을 뿐 완치되지는 않았다. 하지만 야채수프를 복용한 덕분에 올 겨울에는 아직 감기에 걸리지도 않았고, 백태도 사라졌으며, 눈도 한결 시원해졌다.

그동안 병원에서 여러 가지 검사를 받았는데 이상이 없다는 진단뿐이었다. 그러나 나는 항상 몸이 무겁고 불쾌한 느낌이었다. 그런데 지금은 그와 같은 증상도 말끔히 사라지고 즐겁고 건강하게 생활하고 있다. 저녁에도 숙면을 취할 수 있게 되었다. 앞으로도 야채수프를 꾸준히 복용할 생각이다.

암 종양마커 수치가 개선되다

– 가나카와 현, 세가와 요코

야채수프를 복용한 지 11개월이 지났다. 나는 다테이시 선생의 지시대로 야채수프를 복용하기 시작한 지 5개월째에 첫 번째 혈액검사를, 10개월째에 두 번째 혈액검사를 받았는데, 그 결과는 다음과 같다.

- 3월 2일 검사 결과 : CEA(EIA) 1.9ng/ml 5.0 이하
  CA125 25u/ml 50 이하
- 8월 23일 검사 결과 : CA125 11u/ml 35 이하

여기서 CA, CEA는 암 종양마커(tumor marker : 암세포가 체내에 존재하고 있을 때 만들어지는 이상물질)를 뜻한다. 친구들 중에는 재입원을 한 사람도 많았지만, 나는 야채수프를 복용한 덕분에 수술하고 1년 후에 받은 검사에서도 좋은 결과가 나왔다. 야채수프 덕분에 건강한 삶을 되찾은 것이다.

야채수프로 C형 간염이 완전히 치유되다

– 사가 현, 아라타 요시코

나는 C형 간염이라는 진단을 받고 인터페론 치료를 생각하고 있었다. 하지만 그것은 부작용이 무척 심하다고 해서 결국 병원에는 가지 않았다. 그 대신 야채수프를 복용하기 시작했다. 5개월이 지난 후 병원에서 다시 검사한 결과 C형 간염이 어느새 완전히 사라진 것으로 나타났다. 나는 너무나 기뻤다.

야채수프를 개발한 다테이시 선생에게 진심으로 감사드린다. 3개월 후에 다시 다테이시 선생을 만날 예정이다. 그때에는 여러 사람들의 즐거운 체험담을 듣게 될 것이다.

병이 완치되니 새로 태어난 기분이 든다. 다시 시작하는 마음으로 열심히 살 것이다.

야채수프로 전립선암 말기에서 살아나다

– 주부, 전북 전주, 김소영

2004년 8월 말경 강원도에 있는 어느 고속도로 휴게소에서 할인판매 중인 책을 고르다가 야채수프 건강법에 대한 책이 눈에 띄어 사게 되었다. 그러나 당장에 쉽게 읽어지지는 않았다.

그러던 중에 2004년 가을, 시아버지께서 전립선암 말기라는 진단을 받았다. 의사는 얼마나 사실지 모른다고 했으며, 당시 86세이시던 시아버지는 3년 전 소천하신 어머님께 "나도 3년 후에 가겠노라"고 말했던 게 생각나신다며 때가 되었으니 하나님께서 부르신다면 거부하지 않겠노라고 말씀하셨다.

그러나 자식된 도리를 다하는 마음으로 수술이라도 하여 좋아질 수 있다면 수술을 해야 한다 생각하여 의사와 의논했지만 부정적인 대답뿐이었고, 시아버지 역시 수술은 받지 않겠다고 하셨다. 그때에 불현듯 '야채수프' 라는 단어가 떠올랐다.

나는 고속도로 휴게소에서 구입했던 야채수프 건강법에 대한 책을 밤새워가며 완독하였다. 그 책을 읽으면서 야채수프가 시아버지를 병상에서 일어나게 할 수 있을 거라는 확신이 생겼다. 그래서 나는 15년 동안 단골로 다니며 거래했던 무공해 가게에서 재료를 구입하여 야채수프와 현미차 1주일 분량을 만들어 시아버지께 갖다드렸다.

그렇게 4개월 정도 지속적으로 했다. 그러나 시아버지는 나의 확신과 열

의만큼 열심히 드시는 편이 아니었고, 다른 약들까지 포함해서 드시는 것이 너무 많다며 짜증을 내시고 드시기를 꺼려하시기에 야채수프와 현미차 공급을 중단하고 말았다.

그 후로 날이 갈수록 시아버지의 건강은 악화되어 불면증, 식욕부진, 소화불량, 잦은 배뇨 등으로 힘겨워하셨다. 그리고 호흡도 빨라지고 위장 통증으로 인하여 병원 응급실 출입이 잦았다. 몸져누워만 있을 정도가 되어서 병원에 입원해 정밀검사를 해보니, 장내출혈이라는 결과가 나왔다.

결국 1주일 만에 퇴원을 하셨으나 점점 희망의 불이 꺼져가는 모습을 옆에서 지켜보면서 너무 마음이 아팠다. 키도 줄어들고 얼굴도 마르고 주름이 많아지고 하체도 힘이 줄어 곧잘 넘어지시고 말씀하실 때도 바람이 새는 소리가 났다. 외출할 때에는 소변 조절이 안 되어서 화장실을 찾다가 실수를 하시기도 했다.

어느 날 시아버지께서 어떤 사람에게 옻닭이 좋다는 말을 들었다고 하면서 드시고 싶어 하기에 부안군 내변산 안에 있는 곳까지 가서 옻닭을 드시도록 했다. 옻닭을 다섯 차례 드신 후 속이 많이 편해지고 식욕도 많이 찾으신 것 같았으나 식사시간조차도 힘겨워 하셨고 호전되는 모습은 아니었다.

그러던 중 2005년 6월 중순경에 우연히 시동생이 운영하는 사업장 사무실에서 청백삼탕을 마시고 간암 말기에서 해방되었다는 박달재 목사님의 간증 책자를 읽게 되었다. 그 간증 내용을 읽고서 청백삼탕이 바로 내가 지난 4개월 동안 시아버지께 만들어 드렸던 야채수프임을 알게 되었다.

시아버지의 병을 고칠 수 있는 대안은 이 야채수프라는 것을 다시금 확신할 수 있었다. 그래서 시아버지께 박달재 목사님의 체험수기 내용을 말씀드리고 한마음공동체에서 만든 야채수프와 현미차를 소개하면서 복용하실 것을 열심히 권하였다.

1개월 동안 1일 3~4회 드시면 암세포 활동이 중지되고, 3개월을 지속하면 암세포가 죽으며, 12개월을 드시면 암세포와는 평생 동안 무관하게 된다는 것과 현미차를 병행해 드시면 이 세 가지의 효과를 얻는다는 내용을 말씀드리고 다시 야채수프와 현미차를 하루도 거르지 않고 꾸준히 드실 것을 강력히 권했더니 마침내 승낙을 하셨다. 나는 곧바로 야채수프와 현미차를 주문하여 드시게 했다.

처음 1개월 동안은 하루에 3~4회 드셨다. 처음 1주일을 드시자 밥맛이 꿀맛이며 불면증도 사라졌다고 하셨다. 4주를 드시니까 소변 조절이 가능해졌고 다리에도 힘이 생겨서 날마다 아침에 4,000~5,000보씩 걷기운동을 하신다고 했다. 그동안 주일 오전예배에만 겨우 참석하셨으나 주일 오후예배에도 참석하실 정도로 좋아지셨다.

그러나 시아버지께서는 나와 같은 확신이 없어서인지 2개월째부터 야채수프를 드시는 일을 소홀히 하고, 대신에 보신탕을 즐겨 드시고 계신다는 것을 알게 되었다. 나는 차마 보신탕이 해롭다는 말을 하지 못했으나, 그 결과는 뻔했다. 또다시 건강이 악화되고 있었다.

나는 다시 시아버지께 야채수프 복용을 강조해 말씀드렸다. 그런데 어디서 들으셨는지 다른 암은 다 고쳐도 전립선암은 고쳐지지 않는다고 하셨다. 전립선암은 나이가 들면 누구나 흔히 걸리는 병이라며 상당히 부정적인 인식을 하고 계셨다.

다시 정상적인 복용을 권하는 나에게 시아버지는 "그것을 먹으면 정말로 전립선암도 나을 수 있느냐!"고 반문하셨다. 그래서 나는 이 야채수프와 현미차는 모든 암에 해당된다고 말씀드리며, 하루에 3봉씩 드실 것을 적극적으로 권하였다.

시아버지께서는 다시 열심히 야채수프와 현미차를 복용하셨고, 그로부터 50일이 지나자 배에 힘이 생겨서 찬송가도 힘있게 부를 수 있다며 좋아하셨다. 아침마다 9,000보 정도 걸으신다고 아침 문안전화 때마다 자랑하셨다. 그리고 시누이가 방문하여 시아버지의 건강해진 모습을 보고 깜짝 놀라며 그 비결이 야채수프와 현미차에 있었다는 사실을 알고 1개월분에 해당하는 금액을 놓고 갔다고 하셨다.

교인들도 최근 시아버지의 건강해진 모습을 보고 놀라워 한다고 하셨다. 아마 초췌해진 모습이었을 때에도 주일 낮 예배와 노인대학에 온힘을 다하여 출석하셨으므로 가까이에서 지켜보던 교인들은 한눈에 알아 볼 수 있었나 보다.

이제 시아버지께서는 야채수프와 현미차에 대해서 긍정적으로 바뀌셔서 적극적인 태도다. 게다가 형제들이 돌아가면서 경비를 부담하기로 했다는 사실을 시아버지께 말씀드렸더니 흐뭇해하시며 더 열심히 드시는 모습을 보면 너무 기쁘고 감사하다. 지금은 건강했을 때의 모습을 되찾으셨다. 이 모든 것이 하나님의 은혜다. 그리고 정성을 다해서 야채수프와 현미차를 공급하는 한마음공동체의 수고의 열매라고 믿는다.

요즘 시아버지께서는 과식은 고통을 초래한다는 것을 몸소 체험하시고 소식을 원칙으로 하시며 야채와 콩을 많이 섭취하고 계신다. 연세가 87세 이신데 검은 머리카락이 많아지고 있다. 앞으로 족욕도 서서히 시도할 계획이다.

이 글을 좀더 시간을 두고 쓰려 했으나 하루라도 빨리 더 많은 사람들에게 알려서 도움을 주고 싶었다. 아무쪼록 이 글을 통해서 희망과 용기를 얻기 바란다.

잦은 질병으로부터 해방되다

– 교사, 충남 천안, 김숙희

일년에 한 번 종합검진을 받고, 매번 증세가 있을 때마다 병원 진료를 받고, 정기검진을 받고, 치과 검진도 받고 이렇듯 나는 병원과 가깝게 지내기는 하지만 늘 몸이 안 좋아서 봄, 가을에 용을 넣은 보약(한약)까지 꼬박 챙겨 먹고, 유명한 건강식품은 가격이 비싸더라도 안 가리고 먹었다.

이런 나를 보고 언니는 야채수프를 먹어보라고 권했지만 "지금 먹는 한약이나 다 먹은 뒤에 먹을게"라며 미루곤 했는데, 야채수프에 관한 책을 선물받아 읽어본 후 믿음이 갔다. 그러나 생각처럼 유기농 야채를 구하기가 쉽지 않아 망설이던 중 언니에게 도움을 청했다. 언니는 야채수프를 만들어 판매하는 곳(예술자연농식품)이 있다면서 그곳 연락처를 알려주었다.

곧바로 야채수프를 주문한 나는 야채수프가 도착하자마자 그 속에 같이 들어있던 설명서를 꼼꼼하게 읽은 후 써있는 대로 먹었다. 야채수프를 먹은 지 3일 정도 되니까 소변이 무척 많이 나왔으며, 4~5일쯤 지나서는 대변이 많이 나왔다.

그런데 1주일이 지나면서 얼굴에 두드러기가 울긋불긋 심하게 났다. 식중독이나 피부병 환자처럼 두드러기가 갈수록 심해지더니 목덜미랑 앞가슴까지 번졌다. 저녁에 퇴근 후 얼굴을 씻고 나면 겁이 나서 차마 거울을 볼 수가 없었다.

나는 피부가 가렵고 따가워도 손대지 않고 참고 참았다. 그렇게 1주일 동안 심하게 고생한 뒤부터는 점차 좋아지기 시작했다. 무엇보다도 친정 부모님과 언니가 이미 야채수프를 먹고 있어서 크게 걱정하지 않고 참을 수 있었다.

친정 부모님은 그것은 명현반응 혹은 호전반응이라는 것으로 좋아지기 위한 과정이라고 나를 안심시켜 주셨다. 그래서 기도하며 감사하는 마음으로 꾸준히 야채수프를 먹었다. 그런데 친정 부모님과 언니가 날마다 전화로 안부를 물을 정도로 얼굴의 피부병을 시작으로 명현반응은 계속 되었다. 그동안 아팠던 곳들이 계속 돌아가며 반응이 더 악화되어 나타나는 것이다.

야채수프를 주문한 곳에 문의하니까 양을 조금 줄여보라고 했다. 하지만 나는 하루도 빼놓지 않고 하루에 세 번 먹었다. 그렇게 3주쯤 되었을 때 생리를 했는데, 생리 같지 않았다. 아랫배가 더부룩하지도 생리통도 전혀 없이 아주 묽으면서 선명한 피가 마구 쏟아졌다.

친정어머니는 내 이야기를 듣고 “자궁근종이 없어지려나 보다. 나쁜 피가 다 나오는가 보다” 하면서 좋아하시고, 주문한 곳에서도 그런 경우가 있다고 말했다. 나 또한 느낌이 나쁘거나 걱정되는 게 아니고 좋은 증상이라는 생각이 들어서 계속 꾸준히 야채수프를 먹었다.

그로부터 2주 후에 생리를 하였고, 또 한 달 뒤에 생리를 하였는데 생리통도 거의 사라지고 명현반응들도 없어졌다. 그러면서 나날이 몸이 좋아지는 것을 느낄 수 있었다. 예전엔 아랫배가 얼음장처럼 차가웠는데 따뜻해졌고, 발등이 저리고 시린 증세도 없어졌다. 그뿐만 아니라 변비와 설사도 해소되고, 소변이 조금씩 나오던 것도 사라지고, 몸이 붓는 것도 좋아졌다.

종합병원이라고 할 만큼 잔병이 많았던 내가 야채수프를 먹은 지 7개월에 접어든 요즘, 건강에 자신감을 갖게 되었고, 건강 문제로 힘든 시간을 보냈기 때문에 더욱더 행복한 마음으로 하루하루를 보내고 있다.

7개월 동안 야채수프를 먹고 나서 질병이 완전히 회복된 것과 향상되고 있는 것들로 나눠서 이야기해 보겠다.

우선 변비, 생리불순, 생리통, 방광염, 저혈압, 빈혈, 만성피로, 히스테리컬하고 예민한 성격, 잇몸병, 손발 저림, 얼굴 떨림 등이 완전히 나았다. 그리고 비염, 축농증, 알레르기, 가려움증, 소화불량, 퇴행성관절염, 원형탈모 등은 전보다 증상이 많이 호전되었다.

무엇보다도 몸이 따뜻해진 느낌이 든다. 입 주변과 이마에 자주 나던 뾰

루지, 잡티들도 사라지고 피부가 좋아졌다는 말을 많이 듣는다. 자궁근종은 병원에 가서 검사를 받아보아야 완치 여부를 알 수 있는데 아직 시간을 내지 못했다. 겨울방학 때 한번 검사 받아 볼 계획이다.

잔병치레가 없어지고 체력이 향상되니까 아침에도 가뿐하게 일어나고, 일도 힘들지 않고, 짜증도 안 나고, 잘 웃게 된다. 새로 태어난 기분이다. 자칫 소홀해지려고 하지만 반신욕과 족욕도 계속해서 꾸준히 하고, 야채수프도 정성껏 먹으며 건강을 유지할 것이다. 그리고 맘껏 봉사하고 베푸는 삶을 살 것이다. 내 글이 건강을 잃고 힘겨워하는 사람들에게 도움이 되기를 바란다.

2부
만병을 고치는 야채수프

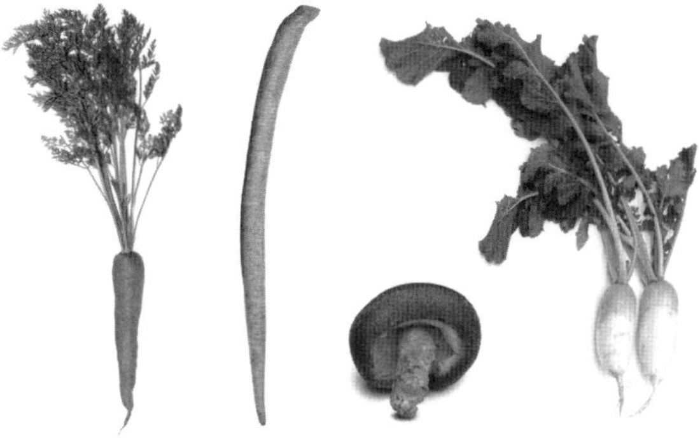

암을 이기는 야채수프

암은 왜 생기는가

"초심으로 돌아가라"라는 말이 있다. 의학에 입문한 이래 내가 가장 먼저 배운 것은 '인체를 구성하는 체세포의 증강, 사멸 그리고 재생능력'이라는 근본 원리였다. 암이 생기는 이유는 이와 같은 인체의 근본 원리와 관련이 있다.

암이란 인체를 구성하고 있는 체세포가 의약품이나 약물, 화학합성물질 등에 의해 체내에서 화학변화를 하여 돌연변이를 일으키는 것을 말한다. 이 화학변화 때문에 체세포 자체가 사멸되거나 붕괴되기 시작하는 것이다.

그리고 붕괴되어 함몰된 체세포 틈으로 변화되고 암화된 전혀 새로운 종류의 세포가 국소적으로 나타난다. 이 특수한 세포는 암화되는 과정에서 전이되기도 하고 수술로 절제해도 끊임없이 재발한다. 이렇게 이상하게 증가한 세포의 집단을 일반적으로 '종양'이라고 한다.

종양은 세포분열에 의해 성장한다. 성장이 일정수준에서 그치거나 천천히 성장한다면 평생 동안 건강에 지장은 없다. 이것을 '양성종양' 이라고 한다. 이에 반해 세포분열이 빠르게 진행되고 생명에도 영향을 미친다면 이것은 '악성종양' 즉, 암이라고 한다.

그렇다면 같은 체세포인데 왜 암세포만이 이리저리 옮겨 다니거나 재발을 반복하는 것일까? 그것은 같은 체세포라도 암화한 체세포는 원래 그 부위에 필요치 않는 세포이므로 단독으로 행동할 수 있기 때문이다.

보통 인체를 구성하고 있는 체세포는 그 장소를 떠날 수가 없으며 하나라도 탈락하면 나머지 세포가 둘로 분열하여 부족한 세포를 보충하게 되어 있다. 그리고 보충이 끝나면 더 이상 세포분열을 하지 않는 것이 원칙이다. 이 원칙이 지켜지고 있는 한 신체의 크기와 형태와 기능은 일정하게 유지되는 것이다.

다시 말하면 체세포에는 분열능력이 잠재하고 있는데, 이것은 필요에 따라 나타나며, 필요의 한도를 넘지 않도록 하고 있다. 이것이 바로 건강한 상태이다.

또한 경단백질인 콜라겐이 암의 발생과 치료에 크게 관여하고 있다. 콜라겐은 동물의 신체를 구성하는 중요한 단백질이다. 이것을 흔히 '교원' 이라고도 하는데 동물의 피부나 뼈, 연골, 인대, 모발 등의 지지조직에 다량으로 존재하며, 고등동물의 경우 전체 단백질의 3분의 1을 차지하고 있다.

콜라겐은 섬유모양의 경단백질로서 주로 동물의 형태나 구조를 유지하는 구실을 하고 있다. 전자현미경으로 보면 700옹스트롬(1 Å, 1억분의 1cm에 해당함)마다 물결모양이 있는 섬유처럼 보인다.

콜라겐은 특히 글리신, 프로린, 히드로키시프로린을 다량으로 함유하고 있으며, 물이나 희산과 함께 가열하면 용액 속에 젤라틴이 침출되는 성질이 있다. 상어 등과 같은 연골이 많은 생선을 끓인 국물을 식히면 앙금이 생기는 것은 이와 같은 콜라겐 성질 때문이다.

그런데 체세포의 콜라겐이 이상하게 붕괴되어 여러 가지 질병을 일으키는데, 암도 그 중 하나이다. 콜라겐이 이상을 일으키는 데는 두 가지 패턴이 있다.

첫째는 육류나 합성칼슘, 우유를 많이 먹어 동물성 지방과 칼슘을 과잉 섭취했을 때이다.

둘째는 화학합성물질을 함유한 조미료나 음식물을 먹었을 때로서 특히 의약품과 드링크제가 가장 심각하다. 즉, 인공적으로 만들어진 것을 체내에 들여보내면 문제가 생기는 것이다.

이 두 가지 조건이 갖추어지면 금방 몸 여기저기에 이상이 생기게 된다. 체세포나 콜라겐의 붕괴가 촉진되고, 여러 가지 질병이 생기기 시작한다. 암이 그 전형적인 사례이다.

이를테면 폐암으로 사망한 환자의 세포를 꺼내서 조사해 보면 다른 질병으로 죽은 사람의 폐보다도 15~23배나 많은 칼슘이 축적되어 있다. 그리고 폐포에 축적된 칼슘 주위에는 암세포가 들러붙어 있다.

폐암으로 사망한 사람 가운데 적어도 10명 중 9명은 이와 같은 상태이다. 암세포 그 자체가 사망의 주원인인지 칼슘이 콘크리트화한 것이 원인인지는 전혀 알 수 없지만, 심장병으로 죽은 환자의 심장을 조사해 보면

99%가 심장의 근육에 칼슘이 들러붙어 콘크리트 벽처럼 되어있었다. 심장이 돌과 같이 딱딱하게 굳어있었던 것이다.

건강식품 열풍으로 많은 사람들이 칼슘제를 과다복용한 결과, 암이나 심장병 사망률이 급증하고 있다. 이러한 사실만으로도 칼슘이 얼마나 무서운 것인지 알 수 있다.

따라서 칼슘을 많이 섭취하라고 권유하는 의사나 건강보조식품 판매원의 말을 맹신해서는 안 된다.

암을 다스리는 건강법

이번에는 암에 대한 건강법을 소개하고자 한다.

먼저 야채수프와 현미차를 하루에 각각 0.6ℓ 이상 복용한다. 이것은 결코 많은 양이 아니다. 여기에 항암제의 일종인 마루야마(丸山) 백신이나 하루미(蓮見) 백신을 병용할 것을 권한다. 특히 통증이 있을 때에는 마루야마 백신이 통증을 완화시켜 준다. 그리고 암을 치료할 때는 칼슘과 지방을 절대로 섭취해서는 안 된다.

이 건강법은 암뿐만 아니라 뇌종양이나 뇌연화, 뇌혈전, 고혈압, 간장, 폴립(양성종양), 위 · 십이지장궤양, 심장병, 내장질환에 모두 해당되며 백내장과 무릎관절염, 그 밖의 각종 질병에 적용된다.

시력장애가 있는 사람은 야채수프를 복용한 지 10일쯤 되면 눈이 아프거나 흐린 증상이 나타나지만, 며칠만 지나면 그와 같은 증상은 사라진다. 야채수프를 복용하기 시작한 지 20일쯤 되면 눈이 잘 보이게 되고, 안경을 쓰던 사람도 대부분 안경이 필요 없게 된다.

또한 야채수프를 4개월 이상 복용한 사람은 대부분 실제 나이보다 20세 가량 더 젊어 보이게 된다. 74세인 여성이 야채수프를 복용하자 폐경 이후에 다시 생리가 시작되었고, 그 후로도 규칙적으로 생리를 한 사례도 있다.

유방암과 자궁암도 야채수프로 고칠 수 있다

말기 유방암 혹은 악성 유방암이라고 해도 2개월 동안 야채수프와 현미차를 0.6ℓ 이상 꾸준히 복용하면 암은 자신도 모르는 사이에 소멸된다. 수술할 필요가 전혀 없다.

자궁암 환자도 야채수프와 현미차를 0.6ℓ 이상 꾸준히 복용해 보라. 그러면 약 23일 후면 암 주위에 생긴 젤리모양의 형태가 사라지고 암이 있던 부위는 검게 굳어져간다. 그대로 계속해서 복용하면 암 덩어리는 점점 작아져서 자궁 자체가 핑크색을 띠며 점차 건강해진다.

자궁근종의 경우에도 마찬가지이지만, 간혹 1,000명에 1명 정도는 암이 고형화되어 막대기처럼 딱딱하게 굳어버릴 수 있다. 그리고 이것이 자궁내막을 찌르게 되어 출혈이 생기므로, 이와 같은 증상이 있는 사람은 즉시 병원으로 가서 그 부분을 절제하도록 한다.

암 자체는 야채수프와 현미차를 복용하는 한 생명에 별 이상은 없을 것이다. 이런 경우에는 기능이 회복될 때까지 1~7개월 동안 꾸준히 복용한다. 반드시 건강을 회복하게 될 것이다.

또한 말기암 환자라면 소변요법을 병행해 보라. 암 치료에 있어서 더욱 뛰어난 효과를 발휘하게 될 것이다.

암 수술은 원칙적으로 받으면 안 된다

육식과 유제품의 섭취량이 늘어난 요즘, 과거에는 좀처럼 볼 수 없었던 '스킬스성 위암'이 젊은 사람들에게 많이 나타나고 있다. TV 사회자로 유명했던 이쓰미 마사타카 씨와 탤런트 호리에 시노부 씨도 이 암으로 사망했다.

스킬스 위암은 위 속에 혹 같은 것이 생기는 일반 위암과는 달리 위벽 전체가 암세포에 침해되는 병이다. 자각증상으로는 처음에는 위가 쓰리다가 서서히 식욕이 감퇴된다. 그리고 두통이 생기고, 위와 등에 통증을 느끼고, 마침내 전신에 통증을 느끼게 된다. 이 암은 발생하면 진행속도가 무척 빠를 뿐 아니라 전신의 림프로 전이된다.

스킬스성 위암은 암세포가 매우 심하게 전이된다. 따라서 절개수술을 해도 더 이상 손을 쓸 수가 없어 결국 그대로 봉합하는 사례가 많다. 그래서 현대의학으로는 절대로 고칠 수 없는 병이라고 한다. 현재로선 스킬스성 위암에 걸리면 위나 십이지장 수술을 하는데 배꼽 아랫부분까지 절개하여 소화기관을 크게 절제하는 방법을 쓰고 있다.

앞에서 말한 이쓰미 씨도 신문 보도에 따르면 내장을 3kg이나 절제했다고 하는데, 이것은 현대 외과의사들의 전형적인 처치법이다. 하지만 그와 같은 치료법으로 과연 사람이 살아남을 수 있을까? 게다가 외과의사들은 어째서 수술할 때 항상 수혈을 해야 하는지 실로 의심스럽다.

위나 십이지장의 수술을 할 경우 보통 10~12cm 정도를 자르는 것만으로도 충분하다. 그리고 반드시 수혈을 해야 하는 수술은 하지 않는 편이 오히려 낫다고 할 수 있다. 10~12cm 정도를 절제할 정도의 수술이라면 수혈하지 않아도 되지만, 일본에서는 간단하게 수혈을 하고 있는 실정이다.

이와 같은 행위는 일본에서만 허용되고 있는 것 같다. 이제 세계적으로 통용되는 외과 의료를 실시해야 할 때이다. 그러기 위해서는 의료종사자들이 끊임없이 연구하고 노력해야 한다.

반드시 수술을 받아야 하는 환자라면 적어도 1~3개월 동안 하루 0.6ℓ 정도의 야채수프를 복용한 뒤 다시 한 번 검사를 받아보기 바란다. 그러면 수술을 하지 않아도 될 정도로 상태가 호전되어 있을 것이다. 그리고 암 적출수술을 받은 환자가 야채수프를 복용하면 환부가 쉽게 아물고, 회복도 빠르며, 전이될 우려도 없다.

한 가지 더 알아둘 점은 수술 전에 백혈구나 혈소판, 혈액상(blood picture), 최저혈압, 신장과 간장 검사는 반드시 하고, 엑스레이나 조영검사는 가급적 하지 않는 편이 좋다는 것이다.

코발트 조사는 수명을 단축시킨다

수술과 항암제, 방사선 치료가 암 치료를 위한 3대 요법으로 간주되어 왔다. 하지만 대다수의 의사들은 방사선 치료로는 일시적인 효과밖에 볼 수 없다고 생각하고 있다.

나는 환자들에게 방사선은 인체에 심각한 피해를 주므로 방사선 조사(照射)는 절대 받지 말라고 조언하고 있다. 검사를 위한 가벼운 조사라도 위험하다. 하물며 암세포를 파괴할 목적으로 실시하는 코발트 조사는 더 말할 것도 없다. 코발트 조사를 받고 나서 목숨을 잃은 환자들의 사례는 수없이 많다.

한 뇌종양 환자의 사례를 들어보겠다.

뇌종양으로 적출수술을 받은 지 10일 후 그 환자는 혼자서 목욕을 할 정도로 상태가 호전되었다. 11일째 되던 날 담당의사의 회진이 있었는데 그때 다음과 같은 대화가 오고갔다고 한다.

"오늘부터 방사선 치료를 받으셔야 합니다."

"선생님, 조금만 시간을 주십시오. 집사람과 의논한 후에 결정하겠습니다."

"그러시면 나중에 후회하실 겁니다. 병원의 지시에 따르지 않겠다면 당장 퇴원수속을 밟으세요."

담당의사는 이렇게 말하고 병실을 나가버렸다.

그날 오후부터 환자는 본인의 뜻과는 관계없이 매일 30회의 방사선 치료를 받기 시작했다. 그리고 29일째가 되던 날 방사선 치료를 받던 중에 발작을 일으켜 사망하고 말았다. 그때 그의 나이는 31세였다. 그러나 그 환자가 사망했어도 담당의사는 끝내 병실에 나타나지 않았다.

코발트 조사를 실시하면 암세포뿐만 아니라 그 주위에 있는 건강한 뇌세포까지도 파괴되고 만다. 이 환자가 사망했을 때의 얼굴은 차마 쳐다볼 수 없을 만큼 참혹했다. 수술 후에 밝게 웃던 그 환자의 얼굴이 지금도 잊혀지지 않는다.

'코발트 조사를 하면 암의 재발을 막을 수 있다'는 지나친 믿음이 많은 사람들의 생명을 앗아가는 결과를 초래하고 있다. 무슨 일이 있더라도 목 윗부분은 절대로 방사선 치료를 받으면 안 된다. 암 그 자체보다도 그 방사선 조사로 인해 치명상을 입게 되는 사례가 상당히 많기 때문이다.

항암제 사용을 피해야 한다

수명을 연장시키는 효과가 있다고 해서 암 치료에 항암제를 사용하는 것은 무척 위험한 일이다. 이것을 허가하고 있는 보건당국과 의료기관의 처사가 의문스러울 뿐이다.

요즘은 암으로 입원하면 기껏해야 3개월 정도밖에 살 수 없는 것으로 간주하는데, 그것은 바로 항암제 때문이다. 암만으로 그렇게 빨리 목숨을 잃지는 않는다. 그리고 사망한 시체를 해부해 보면 내장은 그야말로 엉망진

창이다.

약물에만 의지하는 최근의 의료실태가 가장 심각한 형태로 나타나고 있는 것이 항암제이다. 이런 일을 허가하고 있는 의료행정에도 큰 책임이 있다. 잘못된 의료행정은 하루빨리 개선되어야 한다. 또한 항암제뿐만 아니라 투약이나 의료처치에 대해서도 결코 과신해서는 안 된다.

면역이나 항체라는 말을 남용하는 사람을 각별히 주의하라

면역이라든가 항체라는 말을 매우 애매하게 생각하고 있는 사람이 많으며 그 말의 사용법도 모르는 사람이 부지기수이다.

면역이라는 말을 사전에서 찾아보면 "인간이나 동물의 체내에 병원균이나 독소, 즉 항원이 침입해도 항체에 의해 발병하지 않을 만큼의 저항력을 갖는 것. 다시 말하면 항원에 대한 선천적인 항체를 갖거나 또는 항원에 대한 반응으로 항체가 만들어진 결과 후천적으로 저항력을 얻는 것. 후자의 경우는 인공적으로 항체를 만들 수도 있다"라고 기재되어 있다.

면역이란 엄밀히 말해 '항체의 형성에 의한 방어작용'을 말한다. 그래서 면역은 크게 선천면역(자연면역이라고도 하며 자연적 저항력이 있음)과 획득면역으로 구분할 수 있다. 그리고 이 획득면역은 다시 자연획득면역과 인공획득면역으로 구분된다.

면역이 어떻고 항체가 어떻고 하며 언뜻 보기에 학식이 풍부한 듯 떠들어대는 사람도 실은 그것에 대해 잘 모르고 있는 경우가 많다. 특히 암 환자를 치료하는 사람은 입버릇처럼 이런 말을 하지만 실질적으로 그들은 전혀 치료를 하지 못하고 있다.

백혈병과 근무력증 치료에 탁월한 효과가 있다

야채수프는 혈액암이라고 하는 백혈병 치료에 매우 효과가 있다. 야채수프와 현미차를 0.6ℓ 이상 매일 복용하면 나날이 증상이 개선될 것이다. 만일 백혈병을 앓고 있다면 약을 서서히 줄이면서 하루도 거르지 말고 야채수프를 꾸준히 복용해 보라.

열흘 후에는 백혈구와 혈소판이 일반 사람의 3분의 1 수준까지 회복될 것이다. 이렇게 3개월을 복용하면 정상수준으로 돌아오게 되며, 1년간 끈기 있게 복용하면 건강을 완전히 회복할 것이다.

방사선 치료 부작용으로 인한 백혈병인 경우에도 야채수프와 현미차를 하루에 0.6ℓ 이상 꾸준히 복용하면 혈소판 수가 하루에 약 12,000개, 백혈구는 700~10,100개로 증가할 것이다. 한 달쯤 지나면 거의 정상수치로 되돌아오게 된다.

또한 돌연변이에 의한 급성 백혈병인 경우에는 야채수프를 2주 동안 꾸준히 복용하면 혈소판 수가 130,000~160,000개, 백혈구 수는 3,700~4,000개로 증가할 것이다.

그 밖에도 야채수프와 함께 칼슘성분이 들어있지 않은 프로테인을 녹여서 아침, 저녁으로 10g씩 복용한다. 이때 녹은 프로테인을 체내에서 효과적으로 소화시키는 '레시틴' 이라는 효소를 아침에 1알, 저녁에 1알씩 함께 복용하면 즉각적인 효과를 볼 수 있다.

백혈병에 걸린 사람은 앞에서 말한 소변요법을 병행해 보라. 이 건강법에 사용되는 프로테인은 1캔 정도가 적당하며, 레시틴은 1병 정도가 적당하다. 그 이상은 복용하지 않도록 한다.

소변요법과 야채수프를 병용하면 암은 급격히 소멸된다

내가 소변요법을 활용한 건강법을 실시한 지도 벌써 29년이 되었다. 당초에 이 건강법을 발표했을 때에는 '어리석은 행위이다', '불결하기 짝이 없다' 라는 등 많은 비난을 받았다. 그래도 나는 포기하지 않고 연구하고 실험을 거듭해 왔다.

그 결과 면역력을 높이기 위해 야채수프와 소변을 혼합하면 전혀 다른 강력한 면역반응을 일으킨다는 사실을 밝혀냈다. 소변과 야채수프를 혼합한 처방은 암이나 백혈병에 특히 효과를 보였다.

형식에 연연해서는 중증의 질병을 치료할 수 없다. 비록 일시적이라고는 하나 우선 그 질병이 되는 병원균의 번식을 막아야 한다. 동시에 소멸되어 가는 세포를 신속하게, 재빨리 소생하고 재생시켜야 한다.

그러려면 적어도 3개월간 다음과 같은 요령으로 소변요법을 실시해야 한다.

우선 아침에 가장 먼저 배설한 소변을 받는다. 처음에 배출한 소변은 버리고 그 도중에 나오는 소변을 30cc 정도 컵에 받는다. 여기에 야채수프 150cc를 첨가하여 마신다.

이 소변요법이 효과적인 이유는, 본인의 소변 속에 암에 대한 면역성분이 포함되어 있기 때문이다. 또한 소변 속에 있는 이 면역성분에 야채수프를 첨가하면 면역력이 3배로 증가하여 몇 시간 만에 효과가 나타 난다.

다시 말해 환자 자신이 가지고 있는 암세포보다 면역력이 강하기 때문에 암세포는 빨리 소멸하게 되는 것이다.

에이즈 치료에 효과적인 건강법

소변과 야채수프를 혼합해서 마시면 에이즈에도 큰 효과를 볼 수 있다. 이 경우에는 소변의 양을 늘려 하루에 세 차례 복용한다.

우선 아침에 최초에 배설한 소변을 조금 버린 후에 다시 1컵(180cc) 분량의 소변을 받는다. 그 소변을 각각 60cc씩 3등분하여 여기에 2/3컵(120cc) 분량의 야채수프를 첨가한 후에 아침, 점심, 저녁으로 하루에 세 차례 복용한다. 이렇게 3개월 동안 지속한다. 이 소변요법을 실시하는 틈틈이 야채수프를 복용할 수 있는 만큼 복용하면 된다.

이 에이즈용 소변과 야채수프 처방은 말기암으로 복수가 차고 이뇨제도 듣지 않는 환자에게도 효과적이다. 또한 어떤 암이라도 암 진단을 받은 환자는 망설이지 말고 이 건강법을 실행하면 3시간 후에는 효과를 볼 수 있다.

에이즈나 말기암 건강법을 실시할 때 알아두어야 할 사항은 다음과 같다.

- 암에 대한 건강법을 실행하면 모두가 다 그런 것은 아니지만 통증이 생긴다. 이런 경우에는 좌약을 반드시 사용해야 한다. 목욕을 하여 몸을 따뜻하게 하든가 찜질팩 등을 사용하여 아픈 곳을 따뜻하게 하는 것도 좋다.
- 배뇨를 할 수 없고 복수가 찰 때는 이뇨제를 복용한다. 그래도 소변을 볼 수 없다면 링거 속에 이뇨제를 섞어 맥박의 절반 속도로 천천히 흘려보내도록 한다. 이때 포도당은 10~20% 정도면 충분하다.
- 변비가 생길 수 있으므로 통변이 원활해지도록 병원에서 처방받은 약을 복용하거나 변비약을 복용한다.
- 신장 기능에 이상이 없을 경우 현미차를 병용하면 치유효과를 높일 수 있다. 신장의 기능 증상을 알려면 손, 발, 얼굴 등의 부종을 살펴봐야 한다. 이 같은 증상이 없다면 안심하고 현미차를 복용한다. 현미차를 복용하고 부종이 생길 경우에는 현미차 복용을 즉시 중단하고 야채수프만 복용하도록 한다.

이상은 말기암이나 백혈병의 경우의 건강법이다. 일반적으로 암이나 종양이 있는 사람은 환자 본인의 소변 30cc에 야채수프 150cc를 섞어서 하루에 한 번 복용한다. 이것을 3개월간 꾸준히 지속하도록 한다.

콧수염은 암의 원인이 된다

콧수염이나 턱수염을 기르는 것은 매우 위험한 일이다. 콧수염을 전자현미경으로 보면 수많은 세균이 번식하고 있다. 그 세균의 수는 무려 한 사람에게 수억 개나 되어 콧수염은 세균의 온상이라고 해도 과언이 아니다.

요즘 이 콧수염을 기르는 것이 유행이 되어, 특히 젊은 사람들 중에 이와 같은 콧수염을 기르는 사람이 많다. 이 콧수염을 기르고 있는 사람의 내장은 식도로부터 장 전체에 이르기까지 종양이 생길 확률이 높다. 또한 위궤양이나 십이지장궤양, 혹은 암이 발생할 확률도 높다는 사실을 알아야 한다.

관상학적으로 보더라도 용모에 자신이 없고 소심한 사람으로 보이기 쉽다. 스스로 병을 자초하는 어리석은 행동은 하지 말아야 한다.

치매를 극복하는 야채수프

치매증이 생기는 원인

치매증이란 어느 정도까지 발달했던 지능이 병으로 쇠퇴되는 것을 말한다. 뿐만 아니라 치매증에 걸리면 감정이나 의욕도 완전하게 황폐화된다. 나이가 들면 생리적, 신체적, 정신적으로 쇠퇴해 가는데 그 정도가 심한 것을 노인성 치매라고 한다.

치매증에 걸리게 되면 정신병적 증상이 나타날 뿐만 아니라 기억력이나 판단력, 이해력이 떨어지게 된다. 또한 자기고집만 내세우고, 환각이나 망상증이 나타나며, 마침내 정신착란상태에 이르게 된다.

치매의 원인은 뇌출혈 후의 후유증을 비롯하여, 교통사고와 같은 두부외상 후의 후유증, 알코올이나 약물중독 등 무척 다양하다.

요즘 큰 문제가 되고 있는 병은 바로 노인성 치매, 즉 알츠하이머병이다. 이 병에 대한 궁금증도 급증하여 노인성 치매를 예방하고 치료하는 방법은 없는지, 효과적인 치료약은 없는지 하는 질문도 많다.

알츠하이머병이란 20대부터 50대에 걸쳐 어느 날 갑자기 뇌세포가 홍수처럼 붕괴하기 시작해 발생하는 병으로서 길을 잃어버리거나, 자신이 누구인지, 혹은 자신의 집이 어디인지조차 기억하지 못하게 된다.

왜 이러한 증상이 나타나는지 그 원인에 대해서는 아직도 확실하게 밝혀지지 않았으며, 완전한 치료법 또한 없는 실정이다. 다만 간단하게 간뇌와 소뇌의 연결구를 통과하는 신경세포가 도중에서 새어나가는 것이 원인이라 보고 있다.

해부체의 그 자리에 전동용 특수섬유소를 통하여 저주파를 보내면 그 뇌세포는 정상적인 사람과 같이 작동한다. 무엇 때문에 뇌세포에 이와 같은 일이 생기는 걸까?

분명한 사실은 이 뇌세포와 신경세포에 다량의 칼슘이나 동물성 지방을 채우고 저주파를 보내게 되면 알츠하이머병과 같은 반응을 보인다는 것이다.

또한 약물에 의해 알츠하이머병이 발병할 수 있다. 외국에서는 거의 인정되지 않는 '유비데카레논'이라는 강심제가 일본에서는 당연한 것처럼 판매, 사용되고 있는데 이것이 알츠하이머병의 한 원인이 된다.

이 약은 원래 부정맥 약으로 개발된 것이다. 교감신경의 베타수용기의 차단제로 현재도 시판되고 있다. 이 약은 제약회사에 따라서는 혈압강하제나 강심제 등으로 사용되고 있다. 전문가들은 이것을 베타블로커(β blocker : 부교감신경항진제)라고 부르고 있다.

여기서 주의할 것은 이 유비데카레논 제제를 함유하는 혈압강하제나 강심제를 투여할 경우 의사는 칼슘제를 함유하는 음식물이나 건강식품의 섭취를 삼가도록 환자에게 알려주어야 한다. 그와 동시에 의사는 이 약을 투여할 때에도 상당히 주의해야 한다.

하지만 안타깝게도 의료현장에서는 이 약을 칼슘제와 함께 투여하고 있는 실정이다.

참다운 의사라면 환자에게 투여하는 의약품의 내용물질과 다른 약물과의 인과관계를 세심하게 고려해야 한다. 제약회사의 설명문만을 읽고 다른 문헌은 전혀 들춰보지 않는다면 환자에게 제대로 된 설명을 할 수 없을 뿐 아니라 큰 실수를 저지를 우려도 있다. 또한 영양 섭취를 잘못하게 되면 알츠하이머병이 생길 수 있다.

태아의 뇌세포는 베타아밀로이드(beta amyloid)에 의해 성장과 발육이 억제되어 출산할 때까지 더 이상 자라지 않게 된다. 그렇더라도 어머니의 배 속에서 모든 기능을 만드는 데 전념하도록 되어 있다. 그리고 출산과 동시에 이제까지 억제되어 있었던 뇌는 베타아밀로이드가 급속히 뇌신경세포와 뇌신경원섬유세포로 바뀐다.

그러면 간뇌(뇌의 일부, 제3뇌실이라고 하는 부분으로 시신경상과 뇌하수체, 송과체가 있다. 인간의 경우 대뇌의 발달에 의하여 그 일부처럼 되어 있다)가 왕성하게 성장하게 된다. 그리고 뇌의 성장은 신체의 발육과 동작을 촉진시킨다.

그런데 치매에 걸리면 뇌신경세포에 베타아밀로이드가 급격하게 증식하여 뇌신경세포를 손상시킨다. 그 후에 남는 뇌신경원섬유세포는 비정상적으로 얽혀서 그물과 같은 상태가 되는데, 이것을 노인성 치매라고 한다. 영양 섭취가 잘못 되거나 화학물질이 체내에 들어가게 되면 이와 같은 증상이 생긴다.

육류나 유제품의 과잉섭취가 치매증을 유발한다

동물성 단백질이나 우유, 유제품 등을 과잉섭취하면 체질이 점차 동물에 가까워지게 되어 인체의 면역체계에 문제가 생긴다.

동물의 한 살은 사람으로 치면 다섯 살에 해당한다. 다시 말해서 동물의 스무 살은 사람으로 치면 백 살에 해당하는 셈이다. 오늘날 10대 청소년에게도 흰머리나 고혈압, 당뇨병, 십이지장궤양, 위궤양 같은 옛날에는 미처 생각지도 못했던 노인성 질병이 많이 나타나고 있는 것도 이와 같은 이유 때문이다.

심장병에 걸리거나 뼈가 부러지는 것도 그 일례라고 할 수 있다. 가령 20세에 노망이 든다고 해도 결코 이상한 일은 아니다. 동물 나이로 치면 100세에 해당하는 셈이니까. 나는 육류나 유제품의 과잉섭취가 알츠하이머병을 유발한다고 생각한다.

화학합성물질에 의해 치매증이 생긴다

화학합성물질, 특히 화학합성에 의한 색소제나 항생물질을 장기적으로 다량 투여하게 되면 베타아밀로이드의 증식이 촉진된다. 앞에서도 말했듯이 베타아밀로이드의 증가는 노인성 치매의 원인이 된다. 많은 동물실험과 병상에 있는 사람들을 관찰, 연구한 결과 약의 양과 기억의 변화에는 밀접한 상관관계가 있다는 사실이 밝혀졌다.

놀랍게도 사망한 환자의 뇌를 조사해 보면, 뇌혈관은 물론이고 뇌세포 속에까지 색소 등의 화학합성물질이 스며들어 있다. 이러한 물질이 뇌의 기능을 차단하고 전달을 방해하는 구실을 하고 있는 것이다. 그렇게 되면 손가락이 떨리는 수전증이 나타나기도 하는데, 이와 같은 증상은 과도한 투약에도 그 원인이 있다.

그런데도 한층 더 많은 약을 투여하기 때문에 치매는 물론 뇌 자체를 더욱 마비시켜 버리게 된다. 사망한 알츠하이머 환자를 해부하여 그 뇌세포를 조사해 보면 뇌신경세포 등의 기능이 마비되어 사망한 사례가 많다. 이러한 증상은 치매증을 치료하기 위해 약물을 복용해 생기는 것이다.

치매증을 비롯하여 이와 같은 뇌신경 마비를 예방하려면 어떻게 해야 할까? 병에 걸리더라도 약물 투여를 최소화해야 한다. 약물에 의한 부작용이 크다는 사실을 알고 있는 선진국에서는 무조건 약물로 질병을 다스리지는 않는다. 이러한 잘못된 의료행위는 하루빨리 시정되어야 한다.

야채수프와 환자에 대한 배려가 치매증을 치유한다

현재로선 치매증을 치료하는 약은 없다. 보건당국이 인가한 치매증에 대한 치료약이 있다고 해서 나는 정신과 의사와 함께 1년 동안 환자의 동향을 관찰했지만, 단 한 명도 완치되지 않았다. 치매증 치료약은 오히려 증상을 악화시킬 뿐이었으며, 그 결과 향정신약을 투여해야 하는 지경에 이르렀다. 중요한 것은 약품의 설명서에 기재되어 있는 효능에 대해선 믿을 수 없다는 사실이다.

환자를 치료하는 데 정말로 도움이 되는 것은 치료하는 사람의 마음이다. 약품에 의존할 것이 아니라 성심성의껏 환자를 돌보는 마음의 약이 필요하다. 이와 동시에 야채수프를 하루에 0.6ℓ 이상 복용해야 한다. 야채수프 속에는 뇌의 생육에 필수요소인 인이 다량으로 함유되어 있다. 야채수프는 치매증 방지와 기능 회복에 최고의 치료법인 셈이다.

그리고 치매증을 치료하기 위해서는 환자의 과거를 추억하는 일을 해야 한다. 틈만 나면 환자의 손이나 몸에 자신의 손을 얹고 하루에 몇 번 또는 몇십 번이고 대화를 나누어야 한다. 이렇게 지난날을 떠올림으로써 자연스럽게 현재의 생활도 기억해 낼 수 있게 된다.

이때 주의해야 할 것은 결코 화를 내거나, 폭력을 휘두르거나, 치매에 걸렸다는 말을 입 밖에 내면 안 된다. 이 세 가지 사항은 무슨 일이 있더라도 반드시 지켜야 한다.

산책을 할 때, 또는 세수나 손발을 씻기려고 할 때에는 환자가 항상 쓰는

팔과 자기의 팔을 춤출 때처럼 서로 끼고 환자가 걷기 전에 이야기를 하면서 자신의 다리를 환자의 앞으로 내밀며 한 번 회전시켜 보라. 그러면 아무리 완고한 환자라도 순순히 따라하게 될 것이다.

치매증을 예방하려면 하루 세끼를 쌀밥을 먹고 잘 걸어야 한다. 그리고 약물 복용은 가급적 자제해야 한다.

냉난방이 치매증을 증가시킨다

냉난방 기술의 발달은 류머티즘이나 치매 환자를 증가시키는 데 한몫을 하고 있다. 왜 그렇게 되었을까? 그것은 생체 자체가 고온에 무척 약한 성질이 있기 때문이다. 음식물도 따뜻한 곳에서는 금방 부패해 버리는 것과 같은 원리이다.

머리뿐 아니라 전신을 하루에 2~3분간 영하 30~40℃ 정도까지 식혀주면 노인성 치매나 류머티즘 환자는 사라질 것이다. 실제로 이러한 초저온 요법으로 큰 성과를 올리고 있다.

나는 이러한 요법이 류머티즘과 치매증에 매우 효과적이라고 생각한다. 어찌되었든 말 그대로 사람들이 머리를 식힐 때가 온 것이 아닐까.

액세서리를 착용하는 여성은 치매증이나 유방암이 생길 확률이 높다

병원관계자나 보건당국에서는 “최근 수년 사이에 여성 치매증 환자가 급증하고 있다”며 우려의 목소리를 높이고 있다.

그래서 나는 140명의 치매 환자들을 대상으로 환자의 병력과 가족관계, 과거부터 현재까지 낱낱이 조사해 보았다. 그 결과 치매 환자들의 조상이나 형제자매 중에는 치매에 관계되는 요인이 한 가지도 없었다. 즉 유전적 요소가 전혀 없었던 것이다. 그런데도 치매증이 진행되고 있었다.

무슨 이유로 이러한 치매증이 늘어나고 있을까? 1년 동안에 조사해 본 결과 전혀 뜻밖의 사실을 알게 되었다. 그것은 아름답게 치장한 여성이 겉모습에 신경을 쓰면 쓸수록 그 사람의 뇌가 퇴화한다는 사실이다.

“저 사람은 예전에 양손에 반지를 끼고 귀걸이를 비롯해서 목걸이, 팔찌에 이르기까지 전신을 화려하게 꾸미고 다녔었는데. 그러던 사람이 어쩌다가 저렇게 됐는지……”라는 말을 치매증 환자의 친구나 이웃들로부터 듣게 되었다. 이러한 증언은 치매증과 밀접한 관련이 있다.

액세서리를 착용하는 사람과 착용하지 않는 사람을 비교해 보니, 양손에 반지를 끼고 귀걸이와 목걸이를 하고 있는 사람은 대개 다음과 같은 질병 중 어느 한 가지를 앓고 있었다.

- 견비통이 있다.
- 청각 이상(특히 저음을 들을 수가 없다)이나 이명증, 난청 증상이 있다.

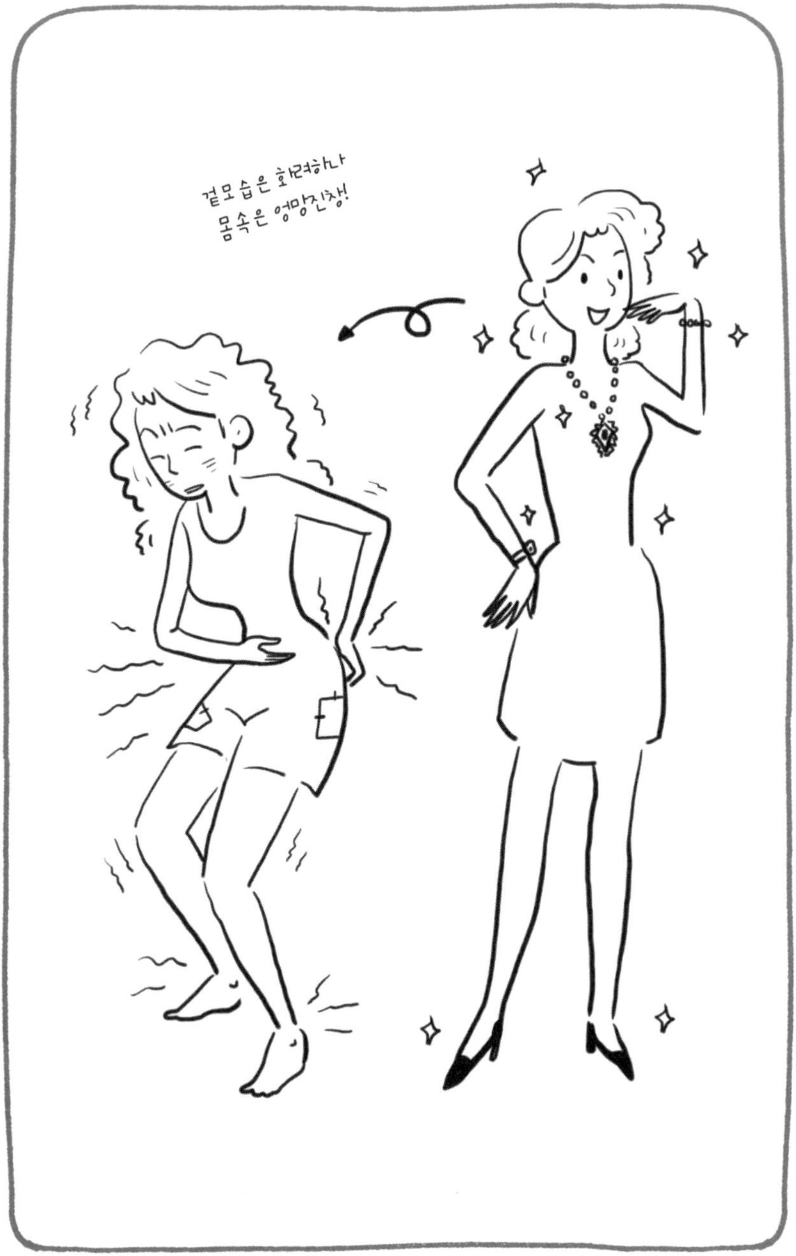
겉모습은 화려하나
몸속은 엉망진창!

- 시각장애(좌우 시력의 오차, 난시, 시야가 좁아진다) 등이 생기며 젊은 사람들에게 백내장이 나타나기도 한다.
- 10대나 20대의 젊은 사람은 생리통이나 생리불순, 불면증, 요통을 포함하는 근종, 종양이 발견된다. 유방암은 최근 몇 년간 증가하고 있는데 70% 이상이 액세서리를 많이 착용한 여성들이었다.
- 두뇌 회전이 둔해지고, 건망증이 심해지고, 기억력이 감퇴했다.
- 반사신경이 둔해지고 자제심을 잃기 쉽다.
- 항상 병치레가 잦고, 변비증이 있다.
- 피부가 거칠어지고, 몸에 탄력이 떨어진다.
- 정서불안 증상을 보인다.

모든 치매증 환자들은 이상과 같은 질병 중 어느 한 가지를 앓고 있다는 사실이 조사 결과 확인되었다. 겉모습은 화려해 보이지만 몸은 건강하지 못했던 것이다.

또한 액세서리의 피해를 알아보기 위해 동물실험을 해본 결과 놀라운 사실을 알게 되었다.

박쥐의 귀에 0.3캐럿의 금붙이를 달아줄 경우 박쥐는 날 수 없게 된다(박쥐는 자신의 혀에서 초음파를 내서 그 음파에 의해 거리를 측정하며 날아다닌다). 쥐에게 이러한 금붙이를 달아주면 한 방향으로밖에 돌지 못한다. 뱀은 S자로 길 수 없게 되고 막대기처럼 뻣뻣하게 굳어버린다. 개나 고양이에게 귀걸이나 목걸이를 달아주면 얼마 지나지 않아 죽는다.

자연계의 동물들은 이처럼 민감하게 반응한다. 그렇다면 어째서 액세서리를 몸에 지니면 나쁜 걸까?

인체의 저주파 전류는 피부를 통하고 신경을 통하여 뇌에서 내려오는 지령을 신체의 여러 곳에 전달한다. 피부는 신경전달에 있어서 중요한 구실을 하고 있다. 그런데 금속제 액세서리를 착용하면 그러한 중요한 회로가 차단되고, 합선되고, 방전되어 버린다.

폴립(양성종양)이나 암이 생겼을 때에 뇌세포는 열심히 백혈구나 T세포에게 이상세포를 공격하도록 지시하게 되는데 액세서리를 착용하게 되면 지령전달에 방해를 받게 된다. 따라서 가령 목걸이를 했다면 목 아래쪽으로는 백혈구나 T세포가 이상세포를 공격을 할 수 없게 된다. 이 때문에 유방암이나 자궁암, 그리고 종양 등이 생기기 쉽다.

이러한 액세서리가 원인이 되어 암 환자의 수가 해마다 두 배씩 불어나고 있으며, 동시에 여성 치매 환자도 배로 늘어나고 있다.

인간은 25세를 지나면 뇌세포가 하루에 10만 개씩 줄어든다고 한다. 그런데 액세서리를 착용하게 되면 뇌세포는 다시 3배의 속도로 급격하게 줄어들게 된다. 다시 말하면 하루에 30만 개의 뇌세포가 소멸되는 것이다.

이것이 치매증을 유발하는 중요한 요인이 된다. 허리가 무겁거나 아랫배가 딱딱하고, 대하가 있거나 생리통이 심하고, 생리가 개운치 않고 항상 오래 지속되는 사람은 자궁근종이나 난소종양 외에 자궁암이나 종양도 주의해야 한다.

그래도 꼭 화려하게 치장하고 싶은 사람은 적어도 오른쪽이나 왼쪽 중 어느 한쪽만 액세서리를 착용한다면 최소한 몸에 주는 영향을 절반으로 줄일 수 있다.

만일 젊은 사람이 이와 같은 증상이 있다면 하루에 0.6ℓ 이상의 야채수프를 1년 동안 꾸준히 복용해 보라. 그러면 종양이나 암은 완전히 사라지게 될 것이다.

야채수프는 뇌장애에 탁월한 효과가 있다

외상성 후유증, 뇌출혈 후유증, 뇌종양, 뇌연화, 동맥경화, 혈전, 당뇨병에 의한 뇌출혈, 그 외에 간질 발작, 중한 뇌장애에 의한 보행, 언어, 실금(대소변), 정동실금(사소한 자극에도 울거나 화를 내는 증상) 등 뇌장애로 인한 증상은 무척 다양하다.

야채수프와 현미차는 이러한 모든 증상에 탁월한 효과를 발휘한다. 야채수프 속에는 뇌를 형성하고 사용하는 데 반드시 필요한 성분이 들어있기 때문이다.

우선 간질 발작이 있는 사람은 하루에 0.6ℓ 이상의 야채수프와 현미차를 3일 이상 복용한 후에 서서히 약을 줄여나가도록 한다. 야채수프를 섭취하기 시작한 지 한 달쯤 지나면 아무리 심한 간질이라도 약이 필요 없게 될 것이다.

내가 지금까지 만난 7,000명의 간질 환자 중 한 달 이상 야채수프를 섭취한 사람 중에 가끔 약을 복용한다는 사람은 3~4명에 불과했다. 약은 지속적으로 복용하는 것이 아니므로 서서히 줄여나가도록 한다.

이어 다른 뇌장애에 의한 기능마비가 있는 사람은 하루에 야채수프와 현미차를 0.6ℓ씩 복용한다. 그리고 3일 후부터는 약을 서서히 줄여나 간다.

기본적으로 뇌와 기능회복에 효과적인 약은 없다는 사실을 알아야 한다. 다만 고혈압 약은 서서히 복용을 중단해야 하는데 3개월 정도를 목표로 서서히 줄여나간다. 그리고 혈압을 가정에서 측정할 경우에 요즘 시판되는 디지털식 혈압계로는 최고혈압에서 20을, 최저혈압에서 10을 뺀 수치를 생각해야 한다.

여기서 가장 중요한 것은 뇌나 척수, 척추골절에 의한 기능장애, 하반신 마비 등에 대하여 어느 경우도 그렇지만 전기 치료나 침, 그리고 자기 치료는 절대로 받아서는 안 된다. 또한 쓸모없는 약은 복용을 중단해야 한다. 몇 년을 복용해도 효과가 없다는 것은 이미 약이 아니라 그 약에 의해 기능이 마비되었을 확률이 높다는 사실을 뜻한다. 따라서 오히려 치료에 방해가 될 뿐이다.

어떤 환자는 뇌장애로 4년 동안 누워서 지냈다. 기저귀를 찬 채 말도 못하고 양손은 모두 구부러져 있었다. 그러나 야채수프를 6개월 이상 복용하자 혼자서 걸을 수 있게 되었다. 또한 1년 후에는 말도 할 수 있게 되었으며, 옷을 직접 입고 벗을 수 있게 되었다. 만약 약만 복용하고 있었다면 이와 같은 회복은 상상조차 못했을 것이다. 그러므로 약물 복용을 중단하는 것도 건강을 회복하기 위한 한 방법이다.

뇌종양인 사람이 야채수프를 복용할 때는 각별히 주의해야 한다. 뇌종양 수술 후 관을 아직 빼내지 않았을 경우에는 야채수프와 현미차를 3일 동안 관을 통해 복용시키면 관 속에 뇌세포가 들어온다. 그러므로 가급적 신속하게 관을 떼어내야 하며 그렇지 않으면 나중에 그것을 뽑아내는 데 시간이 걸릴 뿐만 아니라 일시적으로 두통이 생길 수도 있다. 관을 떼어버리고 6개월 동안 야채수프를 섭취하면 예전과 같은 상태로 회복된다.

그리고 기능회복에 가장 중요한 것은 조금이라도 걸을 수 있게 되면 환자가 넘어졌을 때 스스로 일어나도록 해야 한다. 그럴 경우에 부축을 하는 것은 환자를 위하는 것이 아니다. 작은 동작을 훈련하다 보면 의외로 놀라운 회복효과를 볼 수 있다. 다만 서두르면 안 된다.

재활치료에 필요한 조건은 다음과 같다.

- 결코 동정하지 않는다. 비록 넘어지더라도 옆에서 거들어 주지 말고 환자가 자기 힘으로 일어나도록 해야 한다.
- 화내지 않는다.
- 날마다 세밀하게 관찰한다.
- 손에는 호두나 골프공 등을 쥐게 한다.
- 발가락이나 발, 무릎의 순으로 서서히 움직이도록 한다.
- 잠잘 때 외에는 누워있지 못하게 하고 한 가지 동작이라도 할 수 있도록 한다.

한편 거미막하출혈(뇌를 둘러싸고 있는 혈관이 터져 뇌 바깥쪽의 얇은 막 아래에 피가 고이는 현상)이나 뇌출혈이 있을 경우에는 8시간 이내에 수술을 하면 후유증이 거의 생기지 않는다. 단지 단시간에 치료를 할 수 있는지의 여부가 생사를 결정한다.

당뇨병과 신장병에 효과적인 야채수프

야채수프로 당뇨병을 다스린다

일반적으로 소변 속에 당이 많이 나오는 것을 당뇨병이라고 한다. 이보다 더욱 심각한 것은 당이 체외로 배설되지 않고 내장 속에 고여 있는 사람이 많다는 사실이다. 이것은 소변 속으로 나오는 당뇨와는 달리 여간해서는 표면화되지 않으므로 주의해야 한다.

원인은 분명하지 않지만 컨디션이 좋지 않아 오랫동안 병원에 다니다가 갑자기 쓰러졌다든가 몸이 휘청거려서 병원에 가서 진찰을 받은 결과 당뇨병이라는 말을 듣고 그날부터 입원하여 인슐린 주사를 맞게 되었다는 사람들이 있다. 이것이 바로 내장 당뇨병이다.

이와 같은 증상이 나타나지 않도록 40세가 넘으면 2~3년에 한 번씩은 반드시 혈액검사와 소변검사를 받아야 한다. 이것이 예방의학이다. 그리고 혈당치가 600~650 정도인 사람은 약물을 복용하기보다는 매일 1만 보씩 걷는 것이 더 중요하다. 또한 식사를 했으면 움직이는 습관을 반드시 들여야 한다.

당뇨병을 앓고 있는 사람 가운데 날마다 야채수프와 현미차를 0.6ℓ 이상씩 1년 동안 꾸준히 복용한 결과 87%가 당뇨증상이 사라졌다고 말했다. 직장에 다니는 사람은 현미차를 회사로 가지고 가서 차 대신 낮에 마시도록 하고, 아침과 저녁에는 집에서 야채수프를 복용하도록 한다.

식이요법을 하거나, 감미식(甘味食)이나 알코올 등을 제한할 필요는 없다. 이런 경우 아침, 점심, 저녁에는 반드시 쌀밥을 먹고, 어패류를 날마다 섭취하도록 한다. 그리고 우유나 유제품, 치즈, 버터, 육류 섭취는 삼가야 한다.

육류에 영양분이 풍부하다고 하는 말은 사실이 아니다. 육류 속에 들어 있는 혈액 성분은 심각한 알레르기의 원인이 된다. 이에 비해 어패류에는 육류의 3~7배에 이르는 천연 칼슘과 철분, 비타민 B_2 등이 골고루 함유되어 있으며, 알레르기를 유발하지 않는 최고의 영양식이다. 이와 같은 식습관을 지키지 않는다면 질병에 걸릴 수밖에 없다.

당뇨병 환자는 경구약과 인슐린 등을 비롯한 당뇨병 약은 모두 오전 중에만 복용하도록 한다. 다만 오후부터는 컨디션이 상당히 나빠서 저혈당 증상을 일으킬 우려가 있는 사람만 당뇨병 약을 소량으로 복용하도록 한다.

혈당치가 400 정도인 사람이라도 야채수프와 현미차를 10일 정도만 복용하면 10명 중 6.3명 정도는 혈당치가 내려가게 되고 건강을 완전히 회복하게 된다. 인슐린 주사를 맞고 있는 사람은 당뇨병의 회복 정도를 정확하게 파악하고, 특히 저혈당에 주의해야 한다.

당뇨가 나온다는 것은 몸에서 필요한 당이 체내에서 소화되지 않고 밖으로 배출되는 것이다.

따라서 그 부족한 당분을 보충해주어야 하는데도 병원에서는 그저 칼로리 계산만 하여 식사를 제한한다. 그래서 영양실조로 눈이 보이지 않게 되거나 백내장 증상이 나타나는 것이다.

병원에서 환자에게 실시하는 식이요법에는 대체로 잘못된 내용이 많다. 어째서 이러한 일들이 일어나는지 곰곰이 생각해 봐야 한다. 살아 있는 동안에 먹고 싶은 것을 마음껏 먹고, 하고 싶은 일을 해야 하지 않겠는가. 먹지도 않고 마시지도 않고 꾹꾹 참았는데 눈까지 보이지 않게 된다면 그야말로 이상한 일이 아닌가.

본인의 생각과 병원의 영양 지도 중 어느 쪽을 선택할 것인지 그 선택은 여러분의 몫이다. 어떻게 하면 좀더 즐거운 인생을 살 수 있을지 깊이 생각해 보아야 한다.

당뇨 예방과 혈당 조절에 좋은 운동

혈당치를 조절할 수 있는 가장 좋은 방법은 운동이다. 운동이 당뇨병에 관련된 호르몬, 즉 심방성 나트륨 이뇨호르몬(ANP)과 펩티드 뇌성 이뇨호르몬(BNP) 분비를 촉진시킨다.

인공적으로 정제된 심방성 나트륨 이뇨호르몬(ANP)은 아미노산 배열을 살펴보면 인간의 것과는 다른 부분이 있는데 이것을 투여한 쥐를 이용한 실험에서는 혈압 강하와 나트륨 배설 등 약리작용을 한다는 사실이 확인되었다.

반면 펩티드 뇌성 이뇨호르몬(BNP)은 신장 기능이나 혈압을 조절한다. 새로운 펩티드를 구성하는 아미노산은 26개로 구성되어 있다.

또한 펩티드 뇌성 이뇨호르몬(BNP) 쪽이 혈관의 확장작용이 강하고 혈압을 내리는 효과도 있다. 그리고 심방성 나트륨 이뇨호르몬(ANP)은 심장에 많이 들어 있고, 펩티드 뇌성 이뇨호르몬(BNP)은 뇌에 많이 들어 있는 것이 특징이다.

불안초조하거나, 화를 내거나, 우울해지면 이러한 호르몬이나 베타카로틴(betacarotin) 등의 분비가 불충분하기 때문에 도움을 받을 수가 없게 된다. 그 결과 배설은 말할 것도 없고 이뇨작용이나 혈압 조절, 인슐린에 의한 혈당치 조절이 불가능해진다. 이럴 때에는 각별히 주의해야 한다. 신체의 밸런스가 무너지기 때문이다. 당뇨병도 이와 같은 이유로 생기는 것이다.

좀더 많이 몸을 움직이고, 일하고, 운동해야 한다. 무엇보다 중요한 것은 친구들과 어울려 이야기하고, 춤추고 노래하며, 웃고 즐기며 즐거운 삶을 사는 것이다.

신체를 움직여야만 인체의 기능도 발휘된다. 실컷 먹고, 게으름을 피우고, 몸을 잘 움직이지 않는다면 삶에 아무런 도움도 되지 않는다.

당뇨병을 방지하기 위해 유념하고 지켜야 할 사항은 다음과 같다.

• 무리하지 않는다.
• 싫어하는 일은 하지 않는다.
• 자연스럽게 움직인다.

이상의 세 가지 사항 외에도 다음과 같은 소비 칼로리에 대해서도 참고적으로 알아두기 바란다.

• 조깅 45분 : 1,000kcal 소모
• 걷기 3.3시간 : 1,000kcal 소모
• 계단 오르내리기 2시간 : 1,000kcal 소모

조깅이나 산책을 할 때는 신발 굽부분이 2cm 이상 되는 쿠션 있는 신발을 신으면 피로를 방지하고 건강을 유지할 수 있다.

신장병과 네프로제증후군에 효과적인 건강법

신장병과 네프로제증후군(Nephrotic Syndrome : 신증후군, 다량의 단백질이 소변과 함께 새어나오는 질병) 개선을 위한 건강법은 야채수프와 현미차를 병용한 건강법과는 다른 것으로, 환자 1,000명의 동의를 구해 임상실험을 실시하여 7년 만인 1989년 7월에 완성했다. 이 실험결과 96%의 환자가 치유되었다.

그러면 이 건강법의 구체적인 방법에 대해 살펴보도록 하겠다.

먼저 명심해야 할 점은 실행기간을 반드시 지켜야 한다는 것이다. 그리고 이 건강법을 실시하면서 동시에 치료를 받는 일은 피하는 것이 좋다. 이 건강법에서 사용하는 음료를 만들어 마시면 15분 후에 그 효과가 나타난다. 소변이 나오는 상태나 색깔, 그리고 소변의 냄새 등이 모두 정상으로 돌아온다.

신장 기능을 회복시켜 주는 탕약

기본 재료

• **물** : 4홉(약 720cc)

• **개다래** : 5g

• **감초** : 5g

＊개다래와 감초는 복용기간 동안 먹는 양이 각각 100g씩이다.

만드는 방법

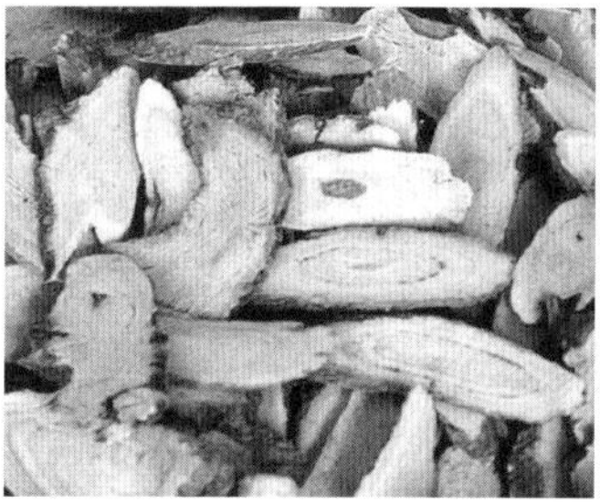

① 4홉의 물에 개다래 5g과 감초 5g을 넣고 끓인다.

② 물이 끓기 시작하면 불을 약하게 하여 약 10분 동안 달인 다음 불을 끄고 자연히 식을 때까지 기다린다.

③ 식은 후에 달인 탕약을 하루 세 차례 나누어 마신다.

알아둘 점

① 정해진 조리법대로 만들어야 한다.

② 개다래나무는 여러 가지가 있는데 한의원이나 한약방에 가면 좋은 것을 고를 수 있다. 가늘고 긴 것은 전혀 효과가 없고, 작고 둥근 공모양으로 생긴 것이 좋다.

③ 이 탕약을 복용하는 기간은 1~2개월이다. 만성이라고 해서 계속 복용해서

는 안 된다. 급성 신염이라면 한 달로도 충분하다.

④ 개다래나 감초를 달인 찌꺼기는 버리지 말고 다음날 다시 물 4홉을 부어 재탕하여 마시도록 한다.

⑤ 신장 건강법은 개다래 100g과 감초 100g을 정해진 기간동안 복용한다. 앞에서 말했듯이 재탕까지 하므로 복용기간은 대체로 40일 정도가 소요된다.

⑥ 이상의 건강법이 끝났으면 소변과 혈액검사를 받도록 한다. 틀림없이 신장이 제 기능을 회복했을 것이다.

⑦ 신장투석을 받는 사람은 야채수프를 아침에 100cc, 저녁에 100cc씩 음용한다. 이처럼 증상이 심각하게 진행되어 있을 경우 절대로 좋아진다고 단언할 수 없기 때문이다. 이 부분에 대해서는 현재 연구 중에 있다. 그리고 신장병 진단을 받은 사람은 현미차를 결코 마셔서는 안 된다.

⑧ 신장 건강법은 40일이면 끝나므로 41일째부터는 아침, 점심, 저녁에 야채수프 180cc를 하루 3회, 약 5개월간 섭취하도록 한다. 그 후에도 계속해서 야채수프를 섭취하면 건강을 유지할 수 있을 것이다.

⑨ 흔히들 신장병뿐만 아니라 고혈압, 그 외의 질병이 있는 사람은 염분을 피하는 게 좋다고 알고 있는데, 이것은 잘못된 상식이다. 식사 때에는 맛있게 먹고 염분을 제대로 배출해내기만 하면 된다. 예를 들어 매실장아찌 1개를 염분으로 계산하면 5g의 해조류를 먹는 것과 같다. 녹미채나 미역을 5g씩 먹게 되면 배 속에 들어간 염분은 모두 그 해조류에 흡수되어 변과 함께 배출되므로 전혀 걱정할 필요가 없다.

⑩ 당뇨병, 간장병, 췌장벙, 신장병을 비롯해 기타 다른 질병이 있는 사람이라도 야채수프를 섭취하고 있을 경우에는 술이나 담배, 당분, 식사제한은 별도로 할 필요가 없다.

결석증상에 효과 있는 차 Ⅰ

신장결석, 담낭결석, 방광결석, 요로결석 등의 증상에는 다음과 같은 방법으로 차를 만들어 마시도록 한다.

기본 재료

- **쇠뜨기** : 10g
- **물** : 400cc

만드는 방법

① 작은 주전자에 물을 400cc 넣고 끓인다.

② 물이 끓으면 쇠뜨기 10g을 넣고 즉시 불을 끈다.

③ 그대로 식을 때까지 기다려, 하루에 몇 차례에 걸쳐 나누어 마신다.

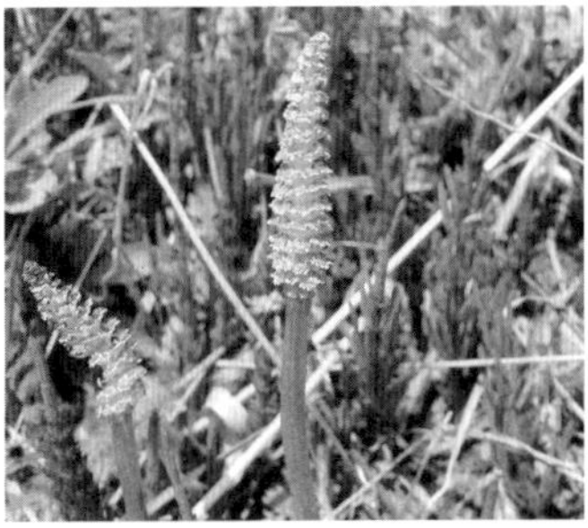

결석증상에 효과 있는 차 Ⅱ

기본 재료

- **풀가사리**(홍조류의 일종)
- **물** : 550cc(약 3홉)

만드는 방법

① 물 550cc 속에 풀가사리를 절반가량 넣고 불린다.

② 흐물흐물해지면 약한 불에서 천천히 저어가면서 풀과 같은 상태가 될 때까지 달인다.

③ 달인 물을 조금씩 먹도록 한다.

결석 제거에 좋은 양파 요리

기본 재료

- **양파** : 큰 것 1/3개(작은 것 1/2개)
- **간장** : 약간
- **식초** : 약간
- **미역 또는 청각채**

만드는 방법

① 양파는 공과 같이 둥근 것이 좋으며 큰 것은 1/3개, 작은 것은 1/2개 정도가 적당하다. 양파를 얇게 썰고 간장과 식초 반반을 넣어 간을 맞춘다. 이때 잘게 썬 양파는 절대로 물에 씻지 않도록 한다.

② 미역이나 청각채 등을 ①에 곁들여 먹는다. 그리고 야채수프를 하루 0.6ℓ씩 섭취한다.

이렇게 20~30일 동안 계속하면 결석은 자연히 녹아버리게 된다. 소변을 볼 때 통증이 있으면 소변을 참고 목욕물이나 세숫물을 40℃ 정도로 따뜻하게 하여 환부를 따뜻하게 해주면 통증이 완화된다. 또한 소변을 참았다가 한꺼번에 배설하는 것도 한 방법이다.

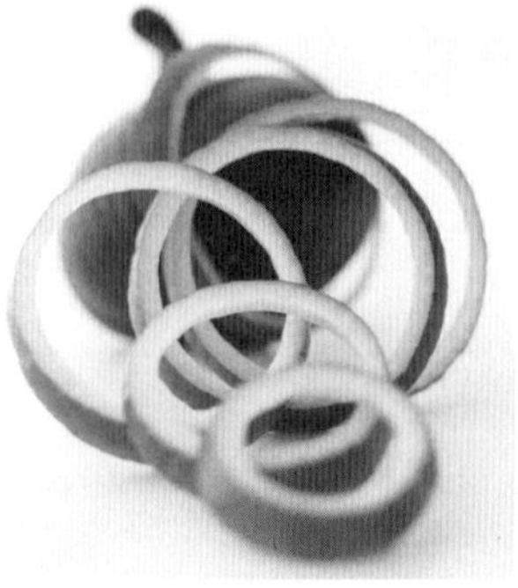

담석 통증을 완화시키는 방법

담석에 의한 통증을 없애는 데 좋은 방법을 소개하겠다. 이 방법은 예로부터 전해져 내려오는 민간요법으로 그 효과가 탁월하다.

기본 재료

- **등나무 잎과 줄기** : 8g
- **담쟁이넝쿨** : 4g
- **물** : 4홉(약 720cc)

만드는 방법

① 준비한 재료를 넣고 물의 양이 반으로 줄 때까지 달인다.

② 달인 물을 따뜻할 때 복용한다.

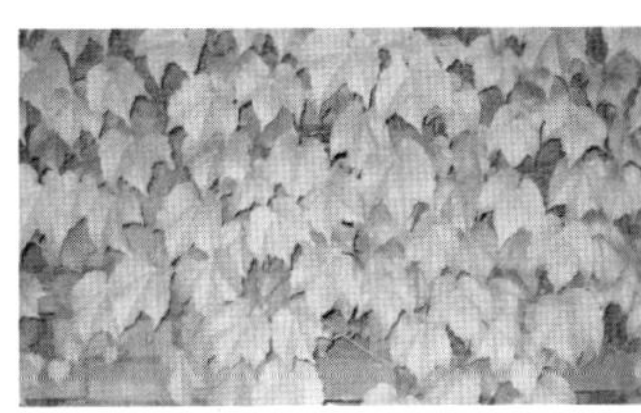

무릎관절염, 류머티즘, 요통, 오십견에 탁월한 야채수프

무릎관절염 개선을 위한 건강법

무릎관절염의 경우 무릎의 관절부나 대퇴부(허벅지뼈)에는 상처가 나는 일이 거의 없다. 그런데 인체의 총중량을 지탱하고 있는 경골(정강이뼈)의 가장자리가 닳아서 그 틈새에 근육이나 신경이 파고들어 염증을 일으켜 통증을 일으키는 것이다. 이 상태를 '무릎관절염' 이라고 한다.

이 경골은 한번 상처가 나면 치료를 통해 재생되거나 복원되기가 어렵기 때문에 일시적으로 약물치료나 이화학요법을 실시하고 있다. 그 때문에 인공뼈를 삽입하는 수술이 이뤄지거나 환자의 약점을 이용해 여러 가지 의료품이 시중에 나돌고 있는 것이다.

그러나 이러한 치료는 오히려 환자를 괴롭게 만들 뿐만 아니라 심할 경우 보행을 곤란하게 할 수도 있다. 감독기관인 보건당국이 이것을 보고도 방치해두었기 때문에 오늘날의 이러한 상태를 초래한 것이다. 이제 환자는 인간이 아니라 실험동물로 전락한 셈이다.

건강산업을 하는 어떤 기업의 간부가 영업사원들에게 “뼈가 으스러지도록 열심히 일하세요!”라고 격려를 했는데, 한 영업사원이 수개월 후 암으로 입원하여 조영제를 맞고 수술 전에 검사를 받다가 사망했다고 한다. 이렇듯 사람의 생명이라는 것은 언제 어디서 무엇이 와서 빼앗아 갈지 모르는 것이다. 남의 생명을 위협하고 있으면 언젠가는 틀림없이 자기 자신이 위협을 받게 된다.

인간의 뼈는 인과 칼슘, 비타민 D, 자연에서 획득하는 철분과 미네랄, 석회 등에 의해 형성된다. 야채수프를 섭취하면 체세포를 포함하여 인체의 뼈를 만들고 있는 경단백질, 즉 콜라겐의 작용이 활발해진다. 나이가 들수록 콜라겐의 활동은 저하되어 사람에 따라서는 정체되어 버리기도 한다.

이와 같은 상태에서 콜라겐의 활동을 활발하게 촉진시키는 역할을 하는 것이 바로 야채수프이다. 야채수프에 있는 7~8가지 물질이 체내에 들어가서 활동하기 시작하면 실로 놀라울 정도로 세포의 활동이 왕성해진다. 이렇게 해서 전신의 기능을 회복시킴과 동시에 뼈를 만드는 데 활약하는 것이 야채수프 건강법이다. 오늘날 우리의 연구에 대하여 비과학적이라고 비판하는 사람도 많다.

그러나 아무리 과학이 발달했다고 해도 누구 하나 뼈를 만들거나 체세포를 증식시키거나 재생능력을 배가시킬 수 있는 사람이 없었다. 현대과학의 측면에서 보면 다소 모순되는 부분이 있다고 해도, 야채수프와 현미차 건강법은 건강한 삶을 영위할 수 있는 최상의 조건을 갖추고 있다.

무릎관절염이나 골다공증 등은 의약품으로는 결코 낫지 않는다. 만약 이런 현대의 화학약품을 병용한다면 야채수프와 현미차의 효용이 사라지므로 절대로 그러한 의약품은 복용하지 않도록 해야 한다.

류머티즘을 호전시키기 위한 건강법

현대의학에서도 역시 고치기 힘든 질병이 류머티즘이다. 이 병의 증상을 완화시키려면 쇠뜨기 달인 물을 마시는 방법이 효과적이다.

먼저 작은 주전자에 물 720cc를 붓고 끓을 때 그 물 속에 쇠뜨기풀 10g을 넣은 다음 즉시 불을 끈다. 그 상태에서 식을 때까지 기다려서 하루에 세 차례에 걸쳐 나누어 마신다.

통증을 완화시키려면 쇠뜨기풀을 손수건이나 천으로 적당한 두께로 싼다. 이때 물을 듬뿍 적셔 찜통에서 약 2분간 삶은 다음 그것으로 환부에 습포를 한다. 또한 온몸에 통증이 있는 경우에는 저녁에 잠자리에 들 때 발바닥에 습포하고 잠자리에 들면 상쾌한 아침을 맞이할 수 있다.

요통을 완화시키는 운동

요통은 많은 현대인들이 앓고 있는 질병 중 하나이다. 그 이유가 무엇일까?

첫째로 장이 길고, 둘째로 배와 등허리의 근육의 밸런스가 맞지 않기 때문이다. 이것은 모든 환자에게 해당된다. 여성의 경우 특히 변비가 원인이 되어 장이 굵어져서 등뼈의 안쪽에 있는 신경을 압박하여 요통이 생기는 경우가 많다.

요통을 해소하기 위해서는, 가장 먼저 체중을 지탱하고 있는 뼈와 근육을 튼튼하게 해야 한다. 특히 근육은 가장 중요하므로 다음의 복근운동과 배근운동을 꾸준히 해보기 바란다.

복근운동

먼저 ABC순으로 천천히 몸을 일으킨다. 그리고 C의 자세에서 A의 자세로 천천히 되돌아온다. 이때 팔은 가슴 위에 포개어 놓는다.

배근운동

앞의 복근운동과 같이 ABC순으로 천천히 일어나고 천천히 눕는다. 이때 팔은 등허리로 돌려 손목을 한쪽 손으로 꽉 쥐도록 한다. 이 경우 누군가가 다리를 눌러 주면 더욱 효과적이다.

인체를 지탱하고 있는 것은 뼈가 아니라 근육이다. 근육의 강약과 밸런

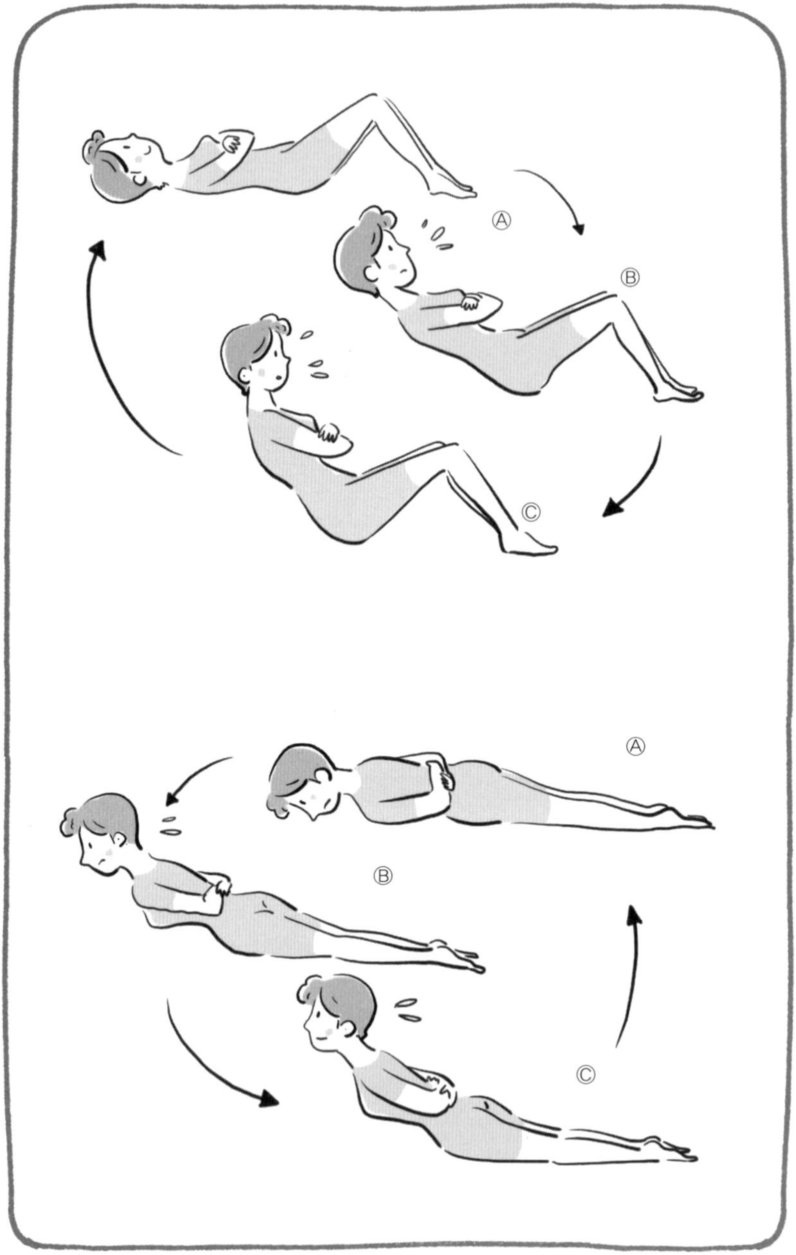

스가 맞지 않으면 뼈로만 체중을 지탱하게 되어 결과적으로 뼈의 연한 부분이 구부러지거나 튀어나와 근육통 등을 일으키고 요통이나 신경통이 생기기도 한다.

이 운동은 하루에 2회 실시하며, 특히 목욕을 한 뒤에 하면 가장 효과적이다.

체형보정을 위한 기능성 속옷과 거들의 위험성

그 누구보다도 아름답고 날씬하게 되고자 하는 것은 모든 여성의 소망일 것이다. 그래서 아름답게 치장을 하려고 거들을 입는데 이때 허리의 신경탑이 압박을 받게 된다.

이 신경탑은 인간의 가장 중요한 양쪽의 무릎관절부 안쪽에 있는 근육을 움직이는 역할을 하고 있다. 그런데 이 신경이 죽어버리면 아무런 움직임도 할 수 없게 되어 무릎관절부의 뼈만으로 몸을 지탱해야 한다. 결국 무릎뼈가 빨리 닳게 되어 무릎관절염을 일으키는 것이다.

이와 동시에 대퇴부 안쪽에서 신경을 압박하므로 방광에 큰 부담을 주게 되고, 그 결과 혈액순환장애로 방광염을 일으키기도 한다. 그리고 여성의 성적 불감증도 이 거들이나 바디슈트와 같은 기능성 속옷이 그 요인 중 하나가 되고 있다.

따라서 평소에 몸을 손상시키지 않는 범위 내에서 자연스럽게 생활해야

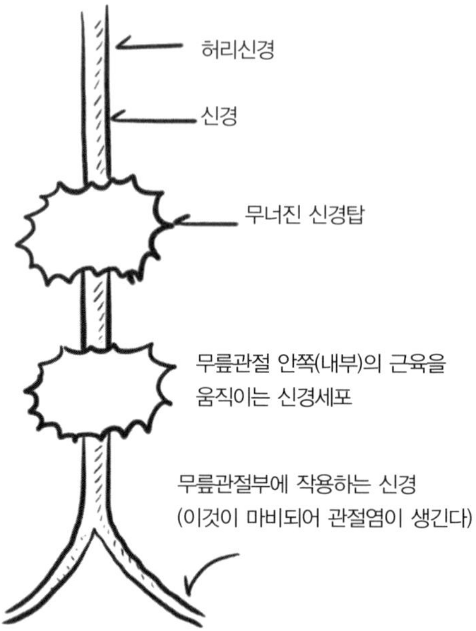
허리신경
신경
무너진 신경탑
무릎관절 안쪽(내부)의 근육을
움직이는 신경세포
무릎관절부에 작용하는 신경
(이것이 마비되어 관절염이 생긴다)

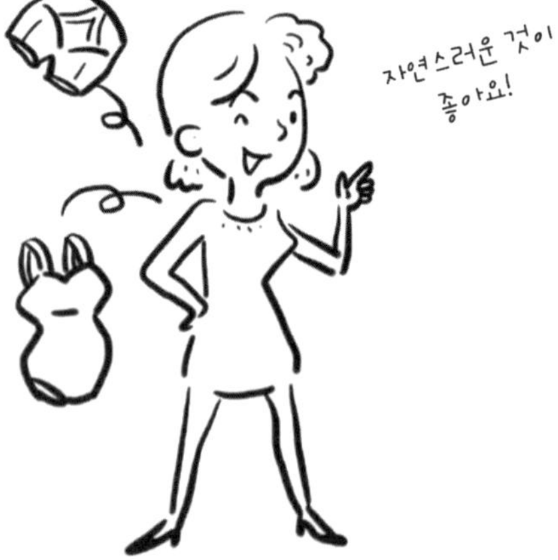
자연스러운 것이
좋아요!

한다. 무릎관절염 환자의 90%가 여성이다. 남성의 경우는 바디슈트나 거들을 입지 않기 때문이다. 인간의 진정한 아름다움은 무엇인지 깊이 생각해야 할 때이다. 인간의 참다운 아름다움은 그 사람이 갖는 개성과 마음 그리고 건강이 아니겠는가.

오십견을 고치는 운동

오십견은 50대에 잘 나타난다고 해서 붙여진 이름이며, 어깨가 결리거나 아픈 견비통을 말한다.

오십견이 있는 사람은 옆의 그림과 같은 자세로 모래주머니(적당한 자루에 모래를 1.5~2kg 정도 넣는다. 이 경우 주머니가 너무 가벼우면 안 된다)를 전후, 좌우로 시계추처럼 흔드는 운동을 한다.

이와 같은 운동을 양쪽 팔로 번갈아가면서 한다. 그렇게 하면 오십견이 빨리 나을 수 있다. 이 방법은 오십견을 예방하는 데도 효과적이다.

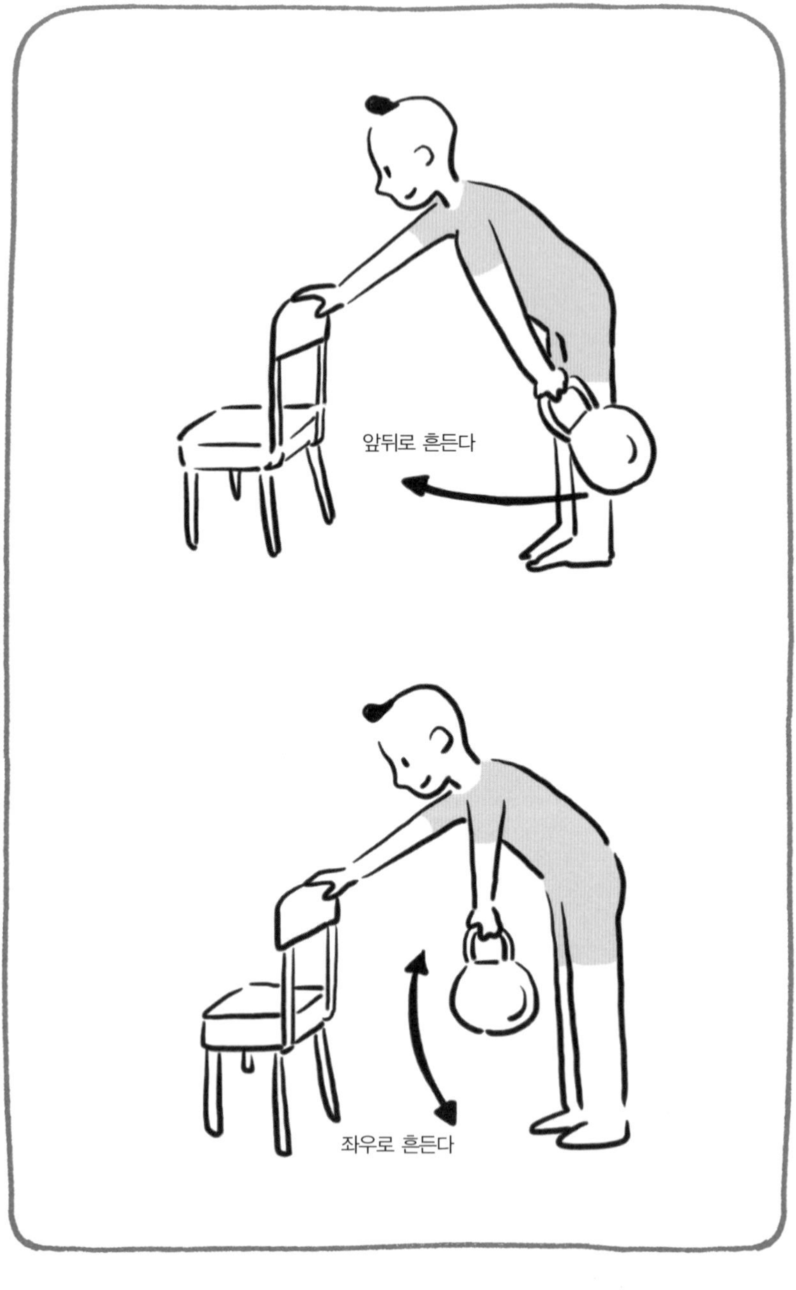
앞뒤로 흔든다
좌우로 흔든다

아토피성 피부염, 천식, 탈모를 치유하는 야채수프

아토피성 피부염과 신장 기능은 깊은 연관성이 있다

아토피성 피부염은 체질성 질환, 습진성 질환 등을 비롯해 수많은 이름으로 불리며, 현대의학으로 고치기 힘든 질병 중의 하나이다. 스테로이드나 호르몬제 투여가 주요 치료법이며, 식사요법도 겸하고 있으나 현재의 치료법으로는 부작용이 수반되고 완전 치유는 불가능한 실정이다.

이 병이 완치가 불가능한 이유는 단순한 피부 트러블의 문제가 아니라 우리 몸 안의 면역계의 문제이기 때문이다. 즉, 체세포 자체가 정상적인 체세포와는 완전히 달라서 독자적인 재생능력이 부족하다.

이 경우 피부는 피하조직이 울퉁불퉁하기 때문에 혈액순환도 나빠진다. 그리고 신진대사가 원활하게 되지 않아 그곳에 작은 종양이 생기기 시작한다. 이 종양은 1/100mm부터 큰 것은 1cm 정도에 이른다. 그 이상은 일종의 피부암이라고 보아야 하며, 이 경우 환자들의 내장 도처에는 종양 모양의 증상을 보인다.

이러한 환자가 병원에 오면 의사는 가장 먼저 체질개선을 해야 한다고 말한다. 그러나 체질개선을 위한 주사와 투약을 1년간 계속해도 조금도 좋아지지 않는다. 환자들은 포기하고 다른 병원을 찾아가지만 거기서도 똑같은 말을 듣게 된다.

체질개선 약으로는 아직까지 아토피성 피부염이 치료된 사례가 없다. 그렇다면 어떻게 해야 고칠 수 있을까?

우선 우유와 유제품, 그리고 육류는 절대 먹지 말아야 한다. 이어 주스나 드링크제, 청량음료, 칼슘제, 건강보조식품류, 비타민제 등도 섭취하지 말아야 한다. 이 주의사항을 지킬 수 없다면 평생토록 아토피성 피부염에 시달리게 될 것이며, 암에 걸릴 우려도 있다.

알레르기나 아토피성 피부염 등으로 사망한 사람의 신장을 자세히 조사해본 결과 신장병에 걸린 것이 아닌데도 신장의 기능이 칼슘이나 합성물질에 의하여 손상되어 있었다. 또한 아토피성 피부염 환자 중 95%가 비타민 B_2의 결핍증상을 보였다.

그러므로 다음의 건강법을 서서히 실천해 보기 바란다.

처음 1주일은 하루에 야채수프를 10cc 섭취하도록 한다. 한번에 너무 많은 양을 섭취하면 온몸이 불에 덴 것처럼 피부가 벌겋게 붓고 아프며 가려움증이 심해진다. 결국 3일 후에는 피부가 갈라져서 피가 스며 나오거나 높은 열이 나게 된다. 그렇기 때문에 서서히 체세포를 정상화시키고 아울러 피부나 손톱, 발톱, 모발에 이르기까지 신체의 골격을 튼튼하게 만들어야 한다.

만일 1주일이 지나도 피부에 변화가 생기지 않는다면 야채수프의 양을 20cc로 늘리고 다시 변화가 적다면 서서히 양을 늘려 나간다. 이와 반대로 피부의 증상이 악화되었을 경우에는 수프의 양을 줄이거나 2~3일간 복용을 중단한다.

이 건강법으로는 약 1개월부터 중증인 경우에는 1년 이상이 걸리는데 야채수프를 복용하는 동안에 스테로이드 계통의 약이나 한방약 등의 복용은 자제해야 한다.

아토피성 피부염 환자를 위한 식이요법

아토피성 피부염이 있는 사람은 비타민 B_2가 결핍되어 있는 사람이 많으며, 구내염을 앓고 있다. 이때에는 1주일만 비타민 B_2 정을 한 알씩 복용하도록 한다. 그리고 야채수프는 하루에 10cc부터 서서히 양을 늘려 나간다.

피부가 트고 가려울 때는 2~3일 야채수프 복용을 중단한다. 가려움증이 나타난 곳은 밤에 잠자리에 들기 전에 손수건이나 타월(면제품)에 야채수프를 적셔 습포해 준다. 그리고 아침에 습포를 떼 내고 그 부분에 핸드크림을 바른다.

거듭 말하지만 우유와 유제품, 육류, 육류가 들어 있는 수프 등은 절대 섭취하지 말아야 한다. 대신 어패류나 야채, 쌀밥을 먹도록 한다.

이러한 지시를 잘 따른다면 체세포의 재생능력이 왕성해져서 젊고 정상적인 체세포가 생기는 것과 동시에 피부나 모발, 그리고 손톱으로부터 뼈의 모든 것이 튼튼하게 되고 싱싱한 피부로 바꿀 수가 있다.

참고로 아이들이 주로 걸리는 피부병 중에 담마진(蕁麻疹) 피부염이라는 것이 있다. 이것은 등허리에 둥글게 생기는 증상인데 아토피성이라고 의사들은 말한다. 이 병에 걸리면 여간해서 낫지 않고 어떤 약을 먹고 발라도 일시적으로는 좋아진 것 같지만 다시 재발하며, 완치되지 않는다.

그러나 우유를 먹이지 않게 되면 1주일이면 거뜬히 나을 수 있다. 동물성 지방과 칼슘이 얼마나 무서운지 실감할 수 있을 것이다.

기저귀로 인한 피부 손상과 감염을 방지하는 방법

갓난아기에서부터 병석에 누워 있는 환자에 이르기까지 기저귀를 갈 때에 가장 주의할 점은 갓난아기나 환자의 피부에 상처를 입히지 말아야 한다는 점이다. 젖은 천으로 박박 문지르면 피부는 손상되고 표피에 많은 상처가 생기게 된다. 그러면 그곳으로 세균이 침입해 뜻하지 않은 질병에 걸릴 수도 있다.

기저귀를 떼어내고 오염된 부분을 닦아낼 때에는 식용유를 기저귀 끝이나 화장지에 묻혀 닦아내면 잘 닦일 뿐 아니라, 피부에 자극을 주지 않게 된다.

피부 표면의 지방을 닦아내면 다음에 지방이 스며 나와 피부를 보호하기까지 2시간 반 정도의 시간이 소요되는데, 이때가 감염이 일어나기 가장 쉽다.

식용유 속에는 인체의 뼈조직을 만드는 데 가장 필요한 비타민 D가 많이 함유되어 있으며, 비타민 B도 들어 있다. 그래서 피부로부터 흡수된 비타민이 혈행을 촉진하여 기저귀 때문에 피부가 허는 것을 방지해주는 것이다.

그러므로 이 방법을 반드시 실행해 보기 바란다. 환자나 간호하는 사람 모두 불쾌감을 느끼지 않는 것과 동시에 감염증을 피할 수 있다.

또한 욕창(압박성 괴저의 일종)도 기저귀 교환을 할 때 자주 일어난다. 다른 나라에서는 환자들에게 욕창이 생기는 경우 간호사나 의사 모두 치료에 부주의했다고 해서 호되게 문책을 당한다. 병원 측에서 치료비를 청구할 수 없는 것은 두말할 나위가 없다. 환자들은 치료를 하러 온 것이지 병을 만들기 위해 입원한 것이 아니기 때문이다.

천식을 고치기 위한 건강법

집안에 있는 진드기나 꽃가루, 먼지, 연기 등이 호흡을 할 때 체내로 빨려 들어가는 미세한 물체나 물질에 반응을 일으켜 알레르기 증상을 만드는 것이라고 일컬어지고 있는 천식은 고치기가 매우 어려운 병 중 하나이다.

①

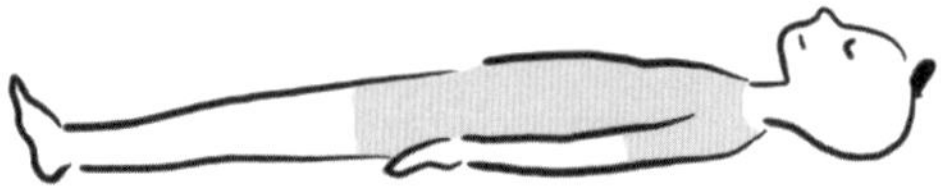

두 손과 두 다리를 똑바로 펴고 반듯이 눕는다.

②

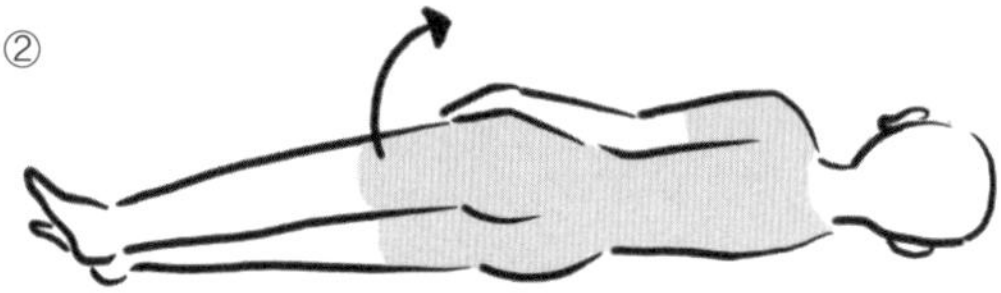

그 자세 그대로 옆으로 돌려 엎드린다.

③

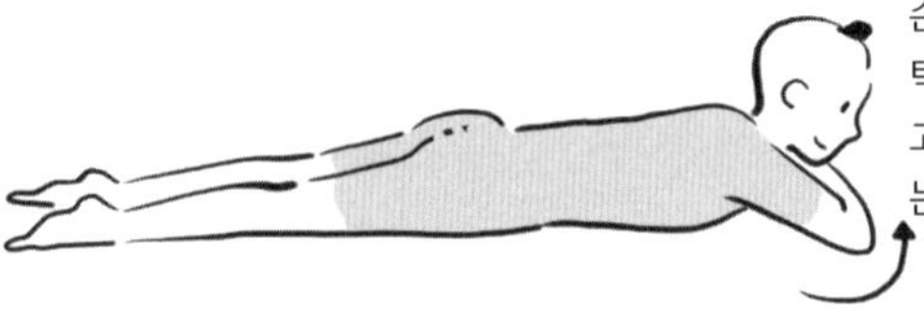

손을 얼굴 옆으로 가져가 턱 아래에서 양손을 포개고 손 위에 턱을 올려놓는다.

④

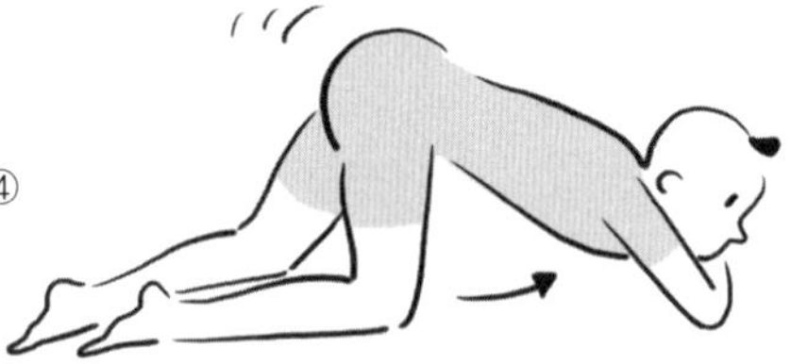

그 자세 그대로 한쪽 무릎을 허리까지 끌어당기고, 다른 쪽 무릎도 이와 같이 끌어당겨 엉덩이를 올리는 자세를 유지한다.

⑤

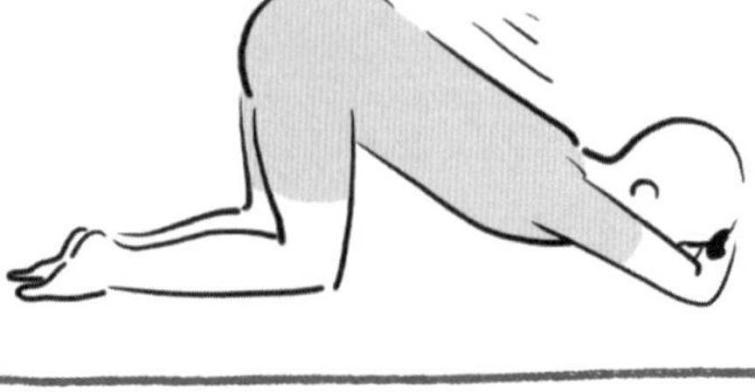

이때 가슴이 아래를 향하도록 등을 기울인다.

⑥

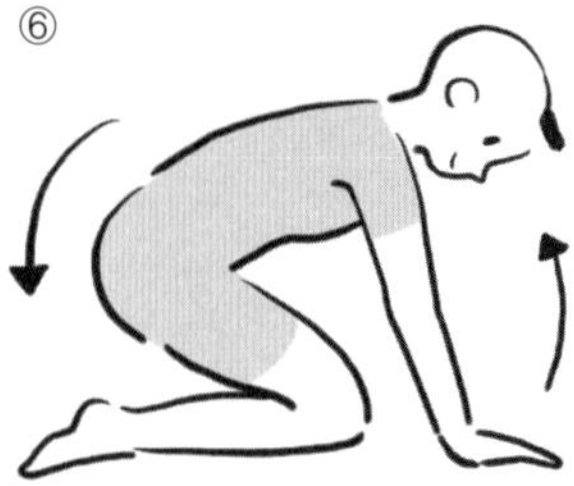

엉덩이를 다리 위에 올려놓고 상반신을 발쪽으로 끌어당기면서 상체를 일으킨다.

⑦

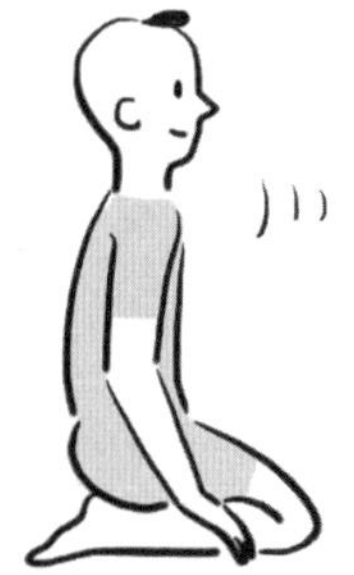

정좌 자세를 취한다.

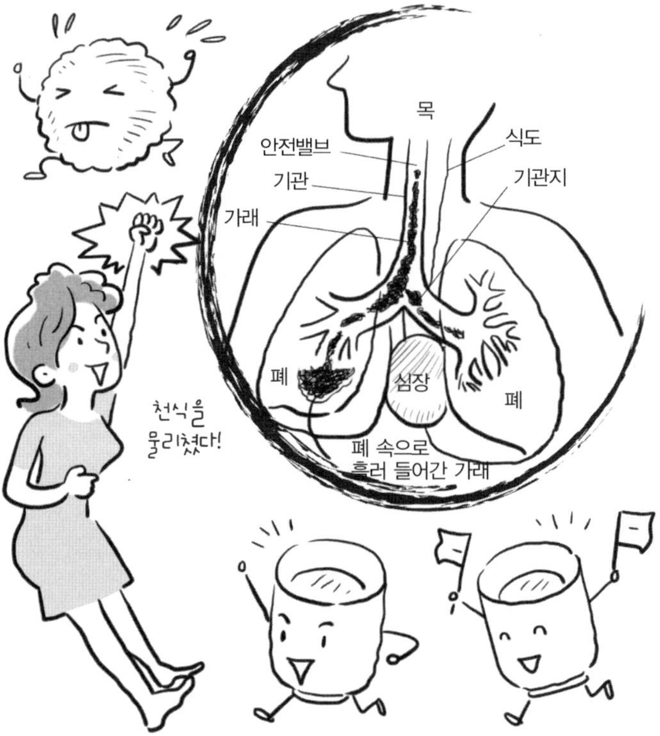

천식 해소에 좋은 야채수프

여러분도 잘 생각해 보면 알 수 있을 것이다. 사람은 호흡을 하지 않으면 살 수 없다. 그러나 호흡을 할 때마다 발작을 일으킨다면 얼마나 힘이 들지 상상이 갈 것이다.

기관이나 기관지에 얇은 점막이 물결모양으로 되어 있거나, 홈이 파져 있거나, 또는 보통의 질병 해부체와는 전혀 다른 땀띠 같은 잡티가 나는 등 천식의 양상은 매우 다양하다.

천식 환자의 폐포에 축적되어 있는 액체를 조사해 보면 기관지에 있는 액체와 같다는 사실을 알 수 있다. 따라서 기관과 폐와 기침은 관련이 있다는 사실에 입각하여 지금부터 발작이 일어나는 메커니즘을 해명하고자 한다.

나는 한 천식 환자와 의사의 협조를 얻어 내시경을 사용하여 기관과 폐를 조사해 본 적이 있다.

그 환자는 밤에 잠을 자거나 낮잠을 잘 때, 심지어 옆으로 누워 쉬고 있는 동안에도 기관에 가래가 땀처럼 나와 있었다. 즉, 환자는 자세 때문에 기관이나 기관지에 가래가 생긴 것인데 이것이 몸 밖으로 나오지 않고 몸을 일으켰을 때에 그 가래가 폐 속으로 흘러 들어간다. 따라서 이것을 배출시키려고 기침을 하게 되고, 그것이 곧 발작으로 이어지는 것이었다.

그래서 밤낮 상관없이 일어날 때는 무조건 요가에서 말하는 고양이 자세로 일어나라고 지도하자 90% 이상의 경우에는 완치가 되었다. 앞의 그림을 참고로 하여 기상방법을 바꿔 보기 바란다.

189페이지 중앙에 있는 그림처럼 천식 환자는 저녁에 잠들었을 때 기관에 고인 가래가 폐 속으로 들어가 그것을 밀어내기 위해 기침을 하게 된다.

터 머리카락이 빠지기 시작한다.

- 야채나 어패류를 섭취하지 않는 사람은 30세를 넘으면 대머리가 시작되어 40대에 가서는 완전히 대머리가 된다.
- 샴푸를 두피에 직접 바르는 사람이나 자주 머리를 감는 사람에게 대머리가 많다.

어째서 육식을 하면 대머리가 많이 생기는 걸까? 인간의 생체를 알고 있으면 당연히 알 수 있는 일로서 그 원인은 혈액순환에 있다. 동물성 지방을 너무 많이 섭취하면 콜레스테롤이 증가하여 혈관이 좁아진다. 이 때문에 혈액순환이 잘 되지 않는 것이다. 모세혈관은 두피의 말단까지 혈액 속의 여러 가지 영양소를 보급해 주는데 혈관이 좁아지면 이러한 역할을 할 수 없게 된다.

혈액 속에는 아미노산, 특히 유황이 포함되어 있으며 피부를 활성화시키는 매우 중요한 유황아미노산이 들어 있다. 그리고 혈관 수축을 촉진하는 지방산이나 식물에 들어 있는 리놀산, 리놀렌산, 비타민, 핵산 등도 함유하고 있다.

이러한 영양소를 날마다 운반해 주는 혈액의 통로를 콜레스테롤과 칼슘으로 차단한다면 신진대사는 말할 것도 없고 두부의 표피에 필요한 영양소를 공급할 수 없게 된다.

따라서 모근은 영양실조를 일으켜 발육장애가 일어난다. 동시에 외부의 적이 침입하지 못하도록 머리 표면이 굳어버리고 모공도 굳게 닫히는데 결국 그것이 대머리가 되는 것이다.

그렇다면 어떻게 하면 두피를 재생시키고 대머리의 고민을 해소할 수 있을까?

우선 야채수프를 섭취하여 혈액의 정화작용을 촉진시키고, 아울러 굳어진 두피를 부드럽게 하여 모공을 다시 재생시켜 모근의 육성을 원활하게 해준다. 이렇게 해서 안팎에서 영양보급을 해주면 두피도 모근도 다시 생기를 찾아 되살아나게 된다. 그 영양소의 원천은 쌀겨에 들어 있는 비타민이다.

곱고 아름다운 피부를 갖기 위해서 쌀겨주머니를 사용하라고 옛사람들은 일러 주었다. 예로부터 전해 내려오는 비법은 화학이라고 하는 물건에 의해 점점 잊혀지고 있으나 내가 운영하고 있는 예방의화학연구소에서는 30년 전부터 쌀겨에 대하여 연구를 거듭하고 있다.

그런데 놀랍게도 쌀겨에 들어 있는 비타민의 종류는 무려 1,200가지 이상이 된다고 한다. 쌀겨는 그야말로 비타민의 보고이자 미지의 세계라고 할 수 있다. 이 비타민을 철저하게 연구하고 문헌으로 정리하려 한다면 10년 이상이 걸릴 것이다.

이 연구내용은 그만두고라도 모발이 빠져 성글게 되어 고민하는 사람들을 위해 필요한 부분만 설명하기로 하겠다.

첫째, 유황아미노산은 피부의 활성화를 촉진시킨다.

둘째, 지방산과 식물에 함유되어 있는 리놀산, 리놀렌산은 혈관 수축을 촉진하여 혈행을 원활하게 해준다.

이 두 가지 항목을 효율적으로 배합하여 산(酸)과 당(糖)을 혼합하면 두피에 영양을 공급할 수 있는 최상의 육모제(育毛劑)가 된다. 이 육모제를 만드는 방법은 수십 가지가 있으나 가장 간단하고 침투력이 뛰어난 것을 알려주겠다.

육모제 만드는 방법

① 쌀겨 500g에 따뜻한 물(40~45℃) 1ℓ를 잘 혼합하여 적당한 용기에 담는다.

② 누룩 5g과 소다 3g을 섞어 ①의 혼합액에 첨가한다.

③ 이때 그릇을 45℃로 보온하여 가끔 저어 가면서 하루 동안 그대로 둔다.

④ 하루가 지나면 분해가 끝나고 액이 걸쭉해지므로 이 액을 커피를 끓이는 방법으로 여과한다.

⑤ 이 액을 냉동한다.

⑥ 사용할 때에는 냉동된 액을 녹여 환부에 바르도록 한다.

이 육모제는 하루에 아침, 낮, 저녁 세 번씩 실행하는 것이 좋으나, 냄새가 매우 고약하므로 저녁에 자기 전에 바르는 것이 좋을 것이다. 이 경우 향수를 조금 섞어 주면 냄새가 다소 달라진다.

이 방법과 함께 반드시 야채수프를 하루에 0.5ℓ 이상 5~12개월 동안 꾸준히 복용해야 한다.

땀샘에는 아포크린샘과 에크린샘 두 가지가 있으며, 모근에는 지방선이라는 것이 들러붙어 있다. 이 세 가지가 끊임없이 연락을 주고받으며 모발에서 두피에 나오는 땀과 지방 분비까지를 균형 있게 조절하고 있다. 육모제와 야채수프의 조합은 이 세 가지의 밸런스를 회복시켜 주는 역할을 한다.

증상별 야채수프 복용기간과 알아둘 점

질병 치유기간은 증상에 따라 어떻게 다른가

야채수프 건강법을 실천할 경우 증상에 따라 그 치유기간이 각기 다르다. 여기에 증상별 치유기간이 얼마나 걸리는지 정리해 보았다.

- 암세포는 활동이 3일이면 완전히 멈추게 되고, 이어 신체의 기능을 회복하는 데 3개월 정도의 시간이 걸린다.
- 췌장암의 경우 황달증상이 있어도 야채수프를 마시기 시작했다면 다음날부터 일을 해도 무방하다. 회복하기까지 1개월가량이 소요된다.
- 위궤양이나 십이지궤양, 폴립(양성종양)은 3~10일 정도면 좋은 효과를 볼 수 있다. 이어 기능을 회복하는 데는 1개월 정도의 시간이 소요된다.
- 간경변이나 간암의 경우에는 3~10개월 정도 야채수프를 꾸준히 복용하면 증상이 호전된다.
- 고혈압이나 가벼운 무릎관절염은 야채수프를 1개월 정도 복용하면 좋은 효

과를 볼 수 있다.

- 백내장은 야채수프를 4개월 정도 복용하면 정상으로 돌아온다. 안과질환은 1개월에서 1년 정도 야채수프를 복용하면 좋은 효과를 볼 수 있다.
- 그 밖에 불면증이나 어깨 결림, 피로 등은 10~20일 사이에 확실한 효과를 볼 수 있다.
- 노인성 자반(검버섯)은 3~10개월 정도면 깨끗하게 사라진다.
- 아토피성 피부염은 증상에 따라 다르겠지만 대체로 4개월에서 1년 이상 꾸준히 야채수프를 복용해야 한다.
- 모발이나 손톱, 발톱은 연령에 관계없이 평소의 3배 길이로 자란다.
- 신경통, 류머티즘, 심한 무릎관절염은 6개월에서 1년 정도 야채수프를 꾸준히 복용하면 좋은 효과를 볼 수 있다.
- 간질 발작은 3일 정도면 증상이 호전된다. 완전히 기능을 회복하려면 증상에 따라 차이가 있겠지만 1~6개월 정도 야채수프를 복용하면 눈에 띄는 효과를 볼 수 있다. 발작은 야채수프를 복용한 지 4일째부터 사라진 사례가 많이 있다.
- 뇌혈전은 2개월 이상, 보행장애나 언어장애는 2개월에서 1년 정도 꾸준히 야채수프를 복용하면 대부분 증상이 개선된다.
- 심장질환이나 부정맥은 20일 정도, 동맥과 정맥혈관은 대략 1개월 정도 야채수프를 복용하면 좋은 효과를 볼 수 있다. 심장병과 고혈압, 스테로이드계 약물을 복용하고 있는 사람은 1~2개월을 목표로 서서히 약물 복용을 중단하도록 한다. 갑자기 복용을 중단하면 쇼크가 일어난다.

- 야채수프를 마시는 동안 발에 부종이 생기는 사람이 있다. 이럴 때에는 가까운 병원에 가서 소변 속의 염분농도를 측정한다. 소변 속에 염분이 배출되지 않는 사람이 있는데, 이런 사람은 병원에서 처방받은 약을 부종이 가라앉을 때까지 복용한다. 그리고 부종이 사라지면 약을 중단하고 몸 상태를 살펴보아야 한다. 또한 약물을 복용하고 있을 때에는 야채수프를 먹어서는 안 된다.
- 야채수프를 마신 후 어깨나 허리, 무릎, 팔꿈치, 가슴 등에 부분적으로 통증이 생길 수 있다. 이런 경우에는 한 달 정도 수프 복용을 중단한다. 이것은 연령에 관계없이 성장이 시작되었다는 뜻이다. 60~70세에 이르는 분이라도 이와 같은 현상을 많이 볼 수 있다. 신장이 10cm 정도 자라는 사람도 있다.

이상은 일반적인 환자들이 치유되는 기간이다. 환자들에 따라 개인차가 있긴 하지만, 건강한 체세포가 재생되려면 최소한 6개월 정도의 시간이 지나야 한다.

야채수프 건강법을 실행하면서 알아둘 점

야채수프 건강법에 관하여 이제까지 언급한 내용과 주의해야 할 사항들을 간략하게 요약해 보았다. 잘 읽어보고 기억해두기 바란다.

- 현미차는 말기암 환자나 당뇨병 환자가 아니라면 무리하게 마실 필요가 없

다. 야채수프만으로도 충분한 효과를 볼 수 있다. 다만 간장 질환이 있는 사람은 야채수프와 현미차를 3~5개월만 함께 복용하도록 한다.

- 신장질환이 있는 사람은 이 책에 기재되어 있는 건강법을 정해진 치료기간 동안 실행한다.
- 투석을 받고 있는 사람은 아침과 저녁에 야채수프만을 100cc 복용한다. 소변이 나오게 되면, 1/3컵 가량의 소변을 받아 야채수프를 혼합하여 마시도록 한다.
- 통풍 환자는 야채수프만 하루에 0.6ℓ 섭취해도 무방하다. 완치되는 사람도 있지만, 심한 발작증상이 일어날 경우에는 2주 동안만 수프 복용을 중단하고 병원에서 처방받은 약을 복용한다. 2주 후에는 처방약을 중단하고, 수프를 복용한다.
- 항암제나 한방차, 비타민제, 건강식품은 2~3개월을 목표로 서서히 복용을 중단하도록 한다.
- 알레르기성이나 비후성 축농증과 화분증 등의 비염에 관해서는 증상이 나타날 때만 하루에 한 번 비강에서 목구멍 쪽으로 야채수프를 흘려보낸다. 단, 이것은 매일 해서는 안 된다.
- 정신과나 신경과질환, 신경통, 류머티즘 등의 여러 증상과 교원병인 사람도 야채수프만 하루에 0.6ℓ 정도 복용한다.
- 스테로이드제나 호르몬제 복용은 2~3개월 사이에 중단할 수 있도록 노력한다.
- 고혈압이나 신장 약 복용은 가급적 한 달 안에 중단하도록 한다.

• 간질 발작 약은 3개월을 목표로 서서히 복용을 중단하도록 한다.

• 병원에 다니면서 점적주사를 맞지 않도록 한다. 이것은 심장이나 간장을 나쁘게 한다.

• 수프 냄새에 비위가 상하는 사람은 벌꿀을 넣어서 마셔도 된다.

• 말기암 외의 말기 증상이 나타나는 사람은 환자 자신의 소변(아침에 최초로 배출한 것) 30cc에 야채수프 150cc를 첨가하여 매일 아침에 한 번, 3개월 동안 꾸준히 복용한다(채뇨시간은 아침 6~7시가 적당하다).

• 6개월 내지 1년에 한 번은 반드시 소변과 혈액검사를 받도록 한다.

• 복통이나 출혈, 경련, 고열 등 특별한 증상이 없는 한 뢴트겐 검사나 조영제를 사용한 검사는 받지 않는 편이 좋다.

• 정기검진을 위해 산부인과에서 뢴트겐 검사나 조영제를 사용한 검사를 받는 것은 백해무익하다.

• 유방암, 자궁암, 대장암, 직장암, 폴립(양성종양) 환자의 99%는 수술을 하지 않더라도 하루에 0.6ℓ 이상의 야채수프를 복용하도록 한다. 3개월 이상 꾸준히 복용하면 주먹만한 크기의 종양도 완전히 소멸될 것이다.

쉽게 알려주는 야채수프 궁금증

Q 금속제 액세서리를 하거나 전기 치료를 받는 것은 왜 나쁜가

A 사람의 몸에 저주파를 투여하게 되면 결국 인간의 근육조직이 그 저주파만 믿고 전혀 움직이지 않게 된다. 그러는 동안에 근육은 점차 굳어지게 되고 관절이 구부러지기 시작한다. 이것이 바로 말초 신경마비인데 일단 이렇게 되면 일생 동안 다시는 예전으로 되돌아갈 수 없게 되므로 무척 위험하다.

Q 신장이 나쁜 사람은 개다래와 감초를 달인 물을 얼마 동안 복용해야 하는가

A 투석을 해야 할 정도로 악화되어 있을 경우 20~40일 정도만 복용하면 신장 기능이 회복된다. 이 동안에 야채수프는 아침과 저녁에 180cc 정도를 섭취하면 된다.

혈압 약을 복용하고 있는 사람이 매우 많은데 혈압은 특히 최고혈압보다도 최저혈압에 주의해야 한다. 이것이 90mmHg를 넘었을

경우에는 소변에 단백질이 배출되지 않더라도 신장에 이상이 있다는 신호이다. 이것은 신장의 기능이 떨어져 있기 때문이다. 최근에 이런 사람이 매우 늘어나고 있다. 이것은 개다래와 감초를 먹으면 대개 1개월 이내에 혈압이 정상으로 내려가게 된다.

특히 인공적인 청량음료 같은 음료수를 많이 마신다면 신장 기능이 점점 나빠진다는 사실을 알아야 한다.

또한 최근에는 캔에 들어 있는 우롱차를 마시는 사람이 많은 것 같다. 우롱차에는 몸에 좋은 성분이 많이 들어 있는 게 사실이다. 하지만 캔에 들어 있는 것은 몸에 좋은 우롱차라고 할 수 없다. 오히려 그 안에 들어 있는 타닌 성분이 문제가 된다.

예로부터 하루가 지난 차는 마시지 말라고 했는데, 그것은 타닌 성분이 증가하기 때문이다. 타닌이란 한마디로 말해 맹독성분이다. 이것은 근육조직과 뼈조직을 변형시키는 무서운 물질이다. 우롱차를 마시면 다이어트 효과도 있지만, 타닌의 독성도 들어 있기 때문에 각별히 주의해야 한다.

Q 자석으로 된 견비통 치료기를 사용하면 안 되는가

A 그렇다. 그것을 사용하면 혈행장애가 생긴다. 저주파 전기치료기와 같은 셈이다. 모든 말초신경이 마비되어 전신의 근육이 딱딱하게 굳어버리는 사람도 있다. 또한 심장 근육에까지 영향을 미치므로 심장병을 일으키게 된다. 대부분 관절이 변형되어버린다.

Q 칼슘제를 섭취하면 안 된다고 했는데 우유를 마시는 것도 삼가야 하는가

A 우유도 마찬가지이다. 우유를 마셔도 칼슘은 섭취할 수 없다는 사실이 이미 알려져 있다. 우유를 마시면 신장과 치아와 두뇌가 못쓰게 된다. 우유를 많이 마시는 아이들 중에는 영리한 아이가 없다. 또한 동물의 젖인 우유를 마시면 지나치게 빨리 성장해 버린다.

동물의 한 살은 인간의 다섯 살에 해당되며, 동물의 열 살은 인간의 쉰 살에 해당된다. 그러므로 동물의 젖으로 빨리 성장하게 되면 노화도 빨라진다. 요즘 들어 청소년들에게 성인병이 유행하고 있다. 그래서 흰머리도 나고 치매증도 생긴다. 알츠하이머병이 급증한 것은 이러한 점에도 영향이 있다.

Q 야채수프를 섭취할 때는 술이나 담배, 커피 등은 피하는 것이 좋지 않은가

A 나는 야채수프를 섭취하고 있는 사람은 술이나 담배, 커피, 홍차 모두를 제한할 필요가 없다고 말한다. 폐암인 경우에도 담배를 피워도 무방하다고 이야기한다. 그러므로 그러한 점은 걱정할 필요가 없다. 그리고 술에 강해져서 아무리 마셔도 취하지 않고, 내장이 튼튼해져서 다음날에 숙취가 생기지 않는다. 숙취가 없으므로 그만큼 내장이 젊어져 있다. 그러나 담배를 피우거나 술을 마시는 것보다는 안 피우고 안 마시는 것이 더욱 좋을 것이다.

야채수프를 먹으면 이외에도 여러 가지로 몸의 컨디션이 좋아진

다. 우선 통증이 있는 사람은 금세 통증이 완화된다. 야채수프를 섭취하고 있는 사람은 체세포가 날마다 새롭게 바뀌어서 재생을 거듭한다. 그래서 병든 세포가 점점 소멸하게 되므로 통증이 점차 완화된다.

또한 뼈가 튼튼해진다. 1년간 날마다 0.6ℓ 이상의 야채수프를 섭취하면 몸 위에 자동차를 올려놓아도 뼈가 부러지지 않는 사례조차 있다. 그리고 접촉사고가 나도 차창이 깨지는 수는 있어도 부딪힌 사람의 뼈에는 금이 가지 않는다. 이것은 모두 실험을 통해 확인한 사실이다.

야채수프를 섭취하고 있는 사람의 뼈는 피아노 건반처럼 튼튼하기 때문에 약간 두들겨 맞아도 부러지는 일은 없다. 이와 같이 야채수프를 복용하면 여러 면에서 신체가 튼튼해진다.

Q 요즘 알칼리 이온수를 만드는 기구가 시판되고 있는데 그런 것은 효과가 있는가

A 일본 사람들은 신년 휴가를 하와이에서 보내는 경우가 많은데, 환경이 바뀐 탓인지 해마다 1만 명 이상의 배탈 환자들이 속출하고 있다고 한다. 수돗물이 지나치게 정화되어 사람들이 면역력을 상실했기 때문이다. 그래서 다른 나라에서 음료수를 마시거나 조금 다른 음식을 먹으면 몸에 저항력이 없기 때문에 금방 배탈이 나고 만다. 그럴 경우 매실장아찌를 먹으면 좋은 효과를 볼 수 있다.

그러므로 신체의 면역력을 떨어뜨리는 이온수를 돈 주고 사서 마실 필요는 없다고 생각한다. 정말로 깨끗한 물을 마시고 싶으면 수돗물을 하룻밤 받아두었다가 마시면 된다. 그것이 싫으면 거기에 야채수프를 한 방울만 떨어뜨려 준다. 순간적으로 소독약 냄새가 사라질 것이다. 만약 1톤의 물이라면 야채수프 한 그릇만 있으면 소독약 냄새를 5초 동안에 없애버린다. 그 정도로 야채수프는 커다란 힘을 가지고 있다. 즉, 화학변화를 일으키는 것이다.

그렇기 때문에 자동차 보닛에는 절대로 야채수프를 묻히지 않도록 해야 한다. 만약 묻게 되면 다음날엔 벌겋게 녹이 슬게 될 것이다. 효소가 모두 깨끗이 녹여버린다. 야채수프에는 그만한 힘이 있다.

Q 혈행을 촉진시키는 초음파 치료기라는 것이 있는데 이것을 사용해도 되는가

A 절대로 안 된다. 혈행을 좋게 하려면 차라리 걷는 편이 좋다. 가만히 앉아 몸을 건강하게 만든다는 것은 어리석기 짝이 없는 생각이다. 혈압이 오르거나 당뇨병에 걸릴 수도 있으므로 절대로 안 된다. 또한 뇌도 망가져 버린다. 그런 것을 사용하고 있는 사람의 몸은 이미 굳어져 있다. 그러므로 절대로 전기를 쏘인다든가, 자기를 쏘인다든가, 초음파 같은 것을 쏘이는 행위는 금해야 한다. 걷는 게 가장 좋다. 반드시 실천해 보라.

Q 통풍인 사람이 야채수프를 섭취해도 괜찮은가

A 물론 통풍인 사람이 섭취해도 된다. 다만 야채수프를 복용하고 있을 때에 통풍 발작이 생기면 복용을 중단하고 2주일만 병원 처방약을 복용하도록 한다. 그리고 2주일 후에 약을 끊고 다시 야채수프를 섭취하면 통풍을 평생 걱정하지 않아도 될 것이다.

Q 소금을 섭취할 때는 천연소금이 좋은가. 또한 과다한 양의 염분을 섭취하지 않도록 주의해야 하는가

A 천연소금이라고 해도 소금은 소금이므로 너무 많이 섭취하는 것은 몸에 좋지 않다. 염분을 많이 섭취하고 싶은 사람은 염분을 섭취한 만큼 미역이나 파래, 다시마 등 해조류를 섭취해야 한다. 해조류는 인간의 몸에 들어가는 섬유소 중에서 가장 굵기 때문에 염분을 잘 흡수하여 모두 배출해 준다. 맛있게 먹고 기분 좋게 배출하면 된다.

Q 최근 들어 몸에 좋은 건강식품이 잘 팔리고 있는데, 그와 같은 건강식품이 과연 효과가 있는가

A 흔히 건강에 좋다고 하는 식품을 자연식품이라는 이름 아래 상점 등에서 판매하고 있다. 그러한 식품을 우리 연구소에서 분석한 일이 있다. 그 결과 일반 상점에서 파는 물건보다도 더 독한 약물이 들어 있는 경우도 있었다.

계란도 유정란이라고 해서 요오드가 함유되어 있는 값비싼 것이

있는데 그 내용을 조사해 보면 약품이 검출되기도 한다. 금딱지를 붙여놓았다고 해서 좋은 것은 아니다. 그러므로 보통 계란을 먹어도 된다. 잘못하면 오리려 독한 약물을 먹는 셈이 되기 때문이다.

또한 오골계라는 닭이 정력제로 좋다고 말하는 사람이 있다. 그것은 그야말로 어처구니없는 일이다. 그리고 유정란이라고 하여 몸에 좋다고들 하는데 유정란도 역시 알은 알이므로 마찬가지이다. 이와 같이 쓸데없는 일에 돈을 낭비하는 일이 없도록 해야 한다.

Q 무청은 잎이 작고, 넓지 않으며, 줄기만 있는 것도 있던데 야채수프를 만들 때 이런 것을 재료로 사용해도 되는가

A 무 줄기나 대처럼 보이지만 그것도 역시 잎이다. 지상으로 나와 있는 것은 전부 잎이기 때문에 사용해도 된다.

Q 무청을 구하기 어려운데 다른 근채류의 잎을 대신 사용해도 되는가

A 반드시 무청이어야 한다. 다른 근채류의 잎은 당질이 많으므로 대용할 수 없다.

야채수프를 만드는 법은 반드시 제대로 지켜야 한다. 여기에 다른 종류의 야채를 넣으면 청산이 발생하는 수도 있다. 그 정도로 무청은 강력한 작용을 하므로 조금만 잘못해도 위험하다.

최근에는 무공해 유기농 야채를 판매하는 곳이 많이 늘었으므로, 그런 곳을 통하면 별다른 어려움 없이 무청을 구입할 수 있을 것이

다. 그리고 무청은 많이 날 때 구입하여 건조시켜 보존해 두면 좋을 것이다.

Q 야채수프와 현미차는 함께 복용하면 안 되는가

A 안 된다. 함께 복용하면 체내에서 서로 반응하여 그 효력이 감소된다. 그러므로 최소한 15분 정도의 간격을 두고 마시도록 한다.

Q 야채수프 조리법에는 무 1/4개, 당근 1/2개처럼 분량이 막연하게 표시되어 있다. 무에는 크고 작은 것이 있기 마련인데, 정확한 분량을 알 수 없는가

A 야채의 크기는 대개 표준적인 것을 고르면 된다. 그리고 물의 양은 야채 양의 3배를 넣으면 된다. 극단적으로 너무 작은 무를 1/4이나 1/2로 하여 야채끼리의 밸런스가 깨지면 곤란하지만 이 점에 대해서는 지나치게 신경 쓰지 않아도 된다.

Q 야채수프는 껍질째 사용해야 하는가. 농약이 묻어 있으면 안 되는가

A 물론 껍질째 사용해야 한다. 껍질 부분에 중요한 요소가 들어 있기 때문이다. 흙이나 농약은 잘 씻으면 된다. 농약 때문에 신경이 쓰인다면 무공해 야채를 사용하면 좋을 것이다. 토양에는 엄청난 파워가 있으므로 무공해 야채를 쓰는 것이 좋지만 억지로 구할 필요는 없다. 일반 식품점에서 파는 야채라도 충분한 효과를 볼 수 있다.

Q 야채수프를 만들 때의 냄비는 반드시 알루미늄이나 유리제품이라야 하는가

A 그렇다. 철냄비나 구리냄비, 토기냄비를 사용하면 야채수프가 묽어져서 성분이 변하게 된다. 또한 법랑으로 된 냄비나 기타 가공한 냄비라면 거기에 묻은 약품이 녹아 나오게 된다. 그리고 야채수프는 유리병에 보존해야 한다. 야채수프라고 가볍게 생각해서는 안 된다. 야채수프는 그 정도로 강력한 성분이다.

Q 야채수프를 만들고 남은 야채를 먹어도 되는가

A 물론 먹어도 된다. 야채수프에 미처 녹아나지 않은 영양분이 남아 있기 때문에 야채수프를 만들고 난 야채는 된장국이나 다른 국에 넣어서 먹으면 좋다.

Q 야채수프는 복용하는 것 외에는 달리 사용할 방법은 없는가

A 화분의 식물이나 정원수가 시들었을 때 야채수프를 조금 뿌려주면 금세 생기를 되찾아 싱싱해진다. 또한 병든 애완동물에게 야채수프를 먹이면 곧 기운을 되찾게 된다.

Q 야채를 썰 때의 크기는 어느 정도가 좋은가

A 약간 크게 썰도록 한다. 작게 썬다고 해서 양이 더 많이 녹아나는 것은 아니다. 재료를 두세 개 정도 크기로 자르면 적당할 것이다. 이것

은 여러 차례 실험을 통해 고안해낸 방법이다.

Q 야채수프를 만들 때에 냄비뚜껑은 어떻게 하나. 또한 냉동보존을 해도 되는가

A 냄비뚜껑은 반드시 덮어야 한다. 또한 야채수프의 보존은 냉장이 원칙이나 냉동해도 무방하다.

맺음말

만병을 다스리는 야채수프

예방의화학 연구를 시작한 지 어느덧 35년이 되었다. 그동안 아버지와 형을 암으로 잃었으며 나 또한 암으로 위와 십이지장을 절제했다. 그런데도 암은 내 폐에까지 이미 전이되고 말았다. 결국 나는 현대의화학은 더 이상 신용할 수 없다고 생각해 무시하고, 고통 속에서 병마와 싸우며 자연과 약초 연구에 몰두했다. 연구하는 동안에 찾아낸 약재는 1,500종에 이른다.

하지만 연구 과정에서 희생된 수많은 동물들에 대한 생각을 떨쳐버릴 수가 없었다. 더욱이 동물실험만으로는 한계가 있었기에 나와 내 가족이 직접 실험에 참가했다. 내 몸에 암세포를 31번이나 주입했다. 그 결과 완성된 것이 야채수프와 현미차이다.

야채수프와 현미차 덕분에 기존의 의화학에서는 전혀 상상도 할 수 없던 놀라운 효과와 치료성과를 확인할 수 있었다.

또한 건강한 삶을 추구하는 수만 명의 사람들로부터 이해와 협력을 얻게 되어 더할 나위 없는 기쁨을 느꼈다. 진심으로 감사드린다. 처음으로 내 뜻을 세상에 공표할 수 있게 된 것도 모두 여러분들이 협조해준 덕분이다. 다시 한 번 감사의 뜻을 전한다.

이제 야채수프로 암을 치료하고 예방할 수 있게 되었다. 그리고 다음과 같은 일들이 가능해졌다.

- 손상된 관절뼈를 정상적인 뼈로 만든다.
- 인체의 모든 골격을 다시 한 번 재생시켜 튼튼한 골격을 형성한다.
- 노화현상을 방지하고, 피부에 탄력과 생기를 주며, 생체를 부활시킨다.
- 백내장을 완전히 치유할 수 있다.
- 피폭성 백혈병, 급성 백혈병을 치유할 수 있다.
- 간장병, 고혈압, 신장질환 등의 성인병을 치유할 수 있다.
- 뇌종양, 뇌암 등을 치료하며 그 밖의 두부(頭部)에 생기는 모든 질병을 치료할 수 있다.

이처럼 야채수프는 질병 치료에 셀 수 없을 정도로 많은 성과를 올리고 있다.

또한 뇌장애로 인한 정동실금(情動失禁), 언어장애, 실금, 보행장애, 불면증, 두통, 시력장애, 실어증 등 뇌신경장애가 있는 사람은 야채수프를 복용하면 빠른 시일 내에 사회로 복귀할 수 있다. 단, 의약품 복용을 중단하지 않으면 이와 같은 효과를 볼 수 없다.

지금으로부터 100여 년 전의 위대한 발명왕 토머스 에디슨은 다음과 같이 말했다.

"앞으로 의사는 투약을 하지 않고 환자의 골격, 구조, 영양, 질병의 원인과 예방에 주의를 기울이게 될 것이다."

정말이지 21세기의 의료혁신을 예언한 명언이라 생각한다. 의료와 약사 행정을 담당하는 사람들, 그리고 건강을 기원하는 사람들은 에디슨이 100년 전에 한 말을 다시 한 번 음미하고, 과연 의료란 무엇인지 깊이 생각해 보았으면 한다.

마지막으로 내가 기후 현을 거점으로 건강 상담을 시작한 이래, 현재 전국의 수많은 사람들에게 우수한 건강법으로 애용되기까지 보이지 않는 곳에서 수많은 노력을 해주신 분들에게 이 자리를 빌려 진심으로 감사의 뜻을 전한다.

앞으로도 끊임없이 정진하여 많은 사람들에게 도움을 줄 수 있는 의화학 연구를 진행해 나갈 생각이다.

무병장수를 위한 자연 건강생활 수칙

건강은 의(衣), 식(食), 주(住), 생각(철학)의 아름다운 실천을 통해서 자연히 얻어지는 선물이다.

의(衣) : 천연식품인 실크나 면으로 만들어진 옷을 입는다. 특히 의복은 패션보다는 웰빙을 생각하여 속옷에 신경을 많이 쓰며 실크(絹)나 면 100%로 만들어진 천연섬유 의복을 입는다.

식(食) : 친환경적 유기농 농산물을 꼭꼭 씹어 천천히, 먹고 싶은 양의 70~80%를 먹는다.

주(住) : 화학적 반응을 통해 얻어진 건축자재를 피하고 천연재료인 흙(황토), 나무 등으로 지어진 집을 선택해야 한다. 도시 아파트에서는 실내장식이라도 천연재료를 사용하여 독성을 극소화해야 한다.

생각(철학) : 자기중심적인 생각보다는 항상 타인중심적인 생각을 하여 스트레스를 통한 독성을 최소화하고, 긍정적이고 아름다운 생각을 통해 체내외의 항체를 극대화시킨다.

위와 같이 생활의 실천을 통해 두한족열(頭寒足熱)이 일상적인 삶 속에 자리를 잡게 되면 성인병은 퇴치되고 100세까지 건강을 유지할 수 있다. 성인병은 없다. 단, 생활습관병일 뿐이다.

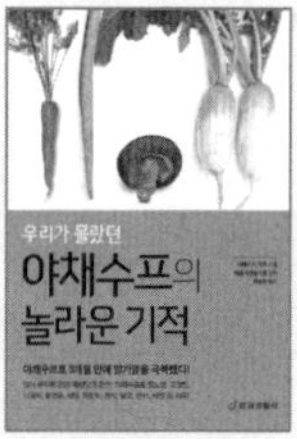

우리가 몰랐던 야채수프의 놀라운 기적

초판 1쇄 발행 | 2018년 11월 17일
초판 3쇄 발행 | 2022년 2월 15일

지은이 | 다테이시 가즈(立石和)
감 수 | 예술자연농식품(Yesooljayeonnong)
옮긴이 | 강승현(SeungHyeon Kang)
펴낸이 | 최점옥(JeomOg Choi)
펴낸곳 | 중앙생활사(Joongang Life Publishing Co.)

대 표 | 김용주
편 집 | 한옥수 · 백재운
디자인 | 박근영
마케팅 | 김희석
인터넷 | 김회승

출력 | 한영문화사 종이 | 에이엔페이퍼 인쇄 · 제본 | 한영문화사

잘못된 책은 구입한 서점에서 교환해드립니다.
가격은 표지 뒷면에 있습니다.

ISBN 978-89-6141-224-7(03510)

등록 | 1999년 1월 16일 제2-2730호
주소 | ㊞04590 서울시 중구 다산로20길 5(신당4동 340-128) 중앙빌딩
전화 | (02)2253-4463(代) 팩스 | (02)2253-7988
홈페이지 | www.japub.co.kr 블로그 | http://blog.naver.com/japub
페이스북 | https://www.facebook.com/japub.co.kr 이메일 | japub@naver.com
♣ 중앙생활사는 중앙경제평론사 · 중앙에듀북스와 자매회사입니다.

※ 이 책은 《기적을 일으키는 야채수프 건강법》을 독자들의 요구에 맞춰 새롭게 출간하였습니다.

※ 이 도서의 국립중앙도서관 출판시도서목록(CIP)은 서지정보유통지원시스템 홈페이지(http://seoji.nl.go.kr)와
국가자료공동목록시스템(http://www.nl.go.kr/kolisnet)에서 이용하실 수 있습니다.(CIP제어번호: CIP2018033302)

유기농예자농야채수 원료재배 현장과 제조시설

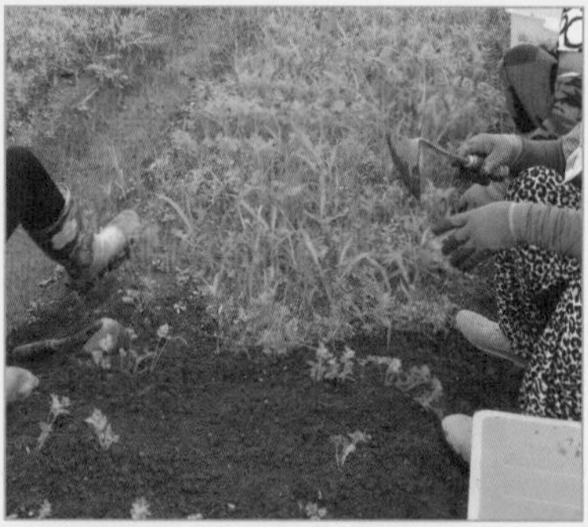

야채수 원료 중의 하나인 전북 남원의 당근은 무투입자연농법으로 재배하고 있습니다. 무투입자연농법은 농약이나 비료 등 그 어떤 인위적인 것도 첨가하지 않고 땅 힘으로만 농산물을 재배하는 농법입니다. 당근 싹보다 더 많은 풀을 일일이 손으로 뽑고 있습니다.

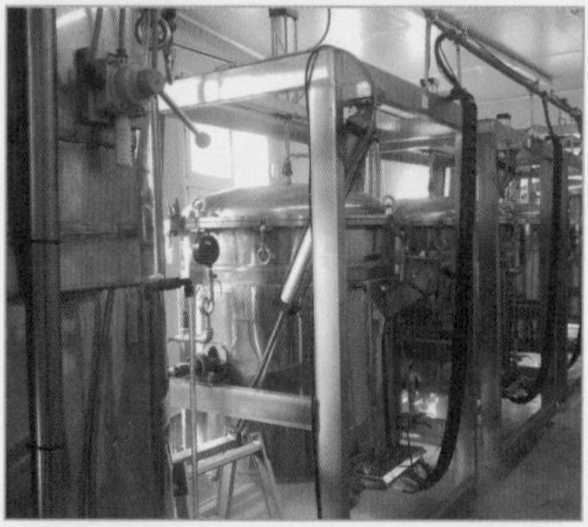

싱싱하고 품질 좋은 유기농 원재료를 교반세척기에 넣어 강한 수압과 회전으로 자동 세척해, 파쇄기를 거쳐 가공탱크로 이송합니다. 가공탱크에서는 원료에 알맞은 적정온도와 시간을 세팅해 가열합니다.

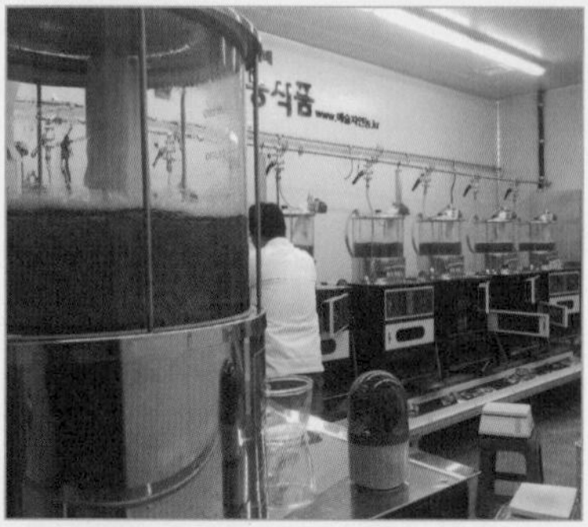

가장 적절한 달임 시간인 4시간 달임을 고수함으로써 야채의 진가가 가장 최상으로 우러난 원료는 공압기로 이송되어 착즙되어 내포장실로 공급됩니다.

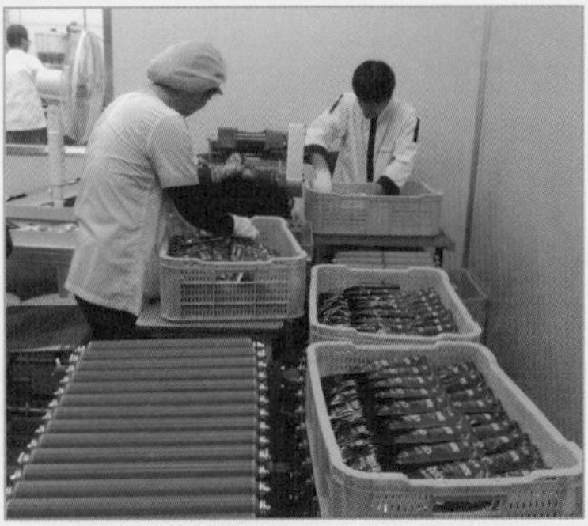

살균처리된 추출액은 스테인리스 포장기로 이송되어 고급 스탠딩 파우치로 자동 포장되며 컨테이너를 통해 외포장실로 이동합니다.

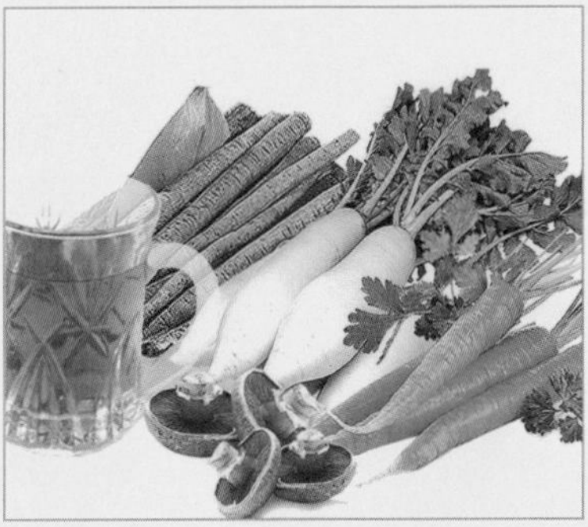

예술자연농식품의 상품은 100% 유기농산물만을 사용하며, 더 나아가 예술자연농 상품에 들어가는 모든 재료를 무투입자연농법으로 재배한 농산물을 사용할 계획입니다.

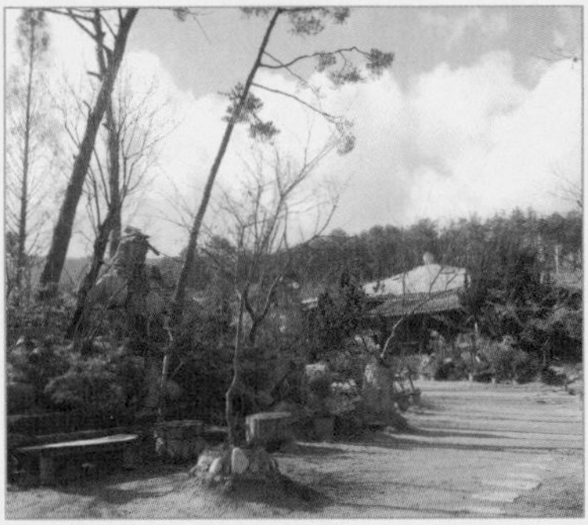

우리나라 야채음료의 대중화에 선구자적인 역할을 한 예술자연농식품 회사 전경 사진입니다.